Da Educação do Corpo ao
Equilíbrio do Espírito

Dados Internacionais de Catalogação na Publicação (CIP)
(Câmara Brasileira do Livro, SP, Brasil)

Ehrenfried, L.
    Da educação do corpo ao equilíbrio do espírito / L. Ehrenfried ;
[tradução Maria Angela dos Santos]. – São Paulo : Summus, 1991.

    Bibliografia.
    ISBN 85-323-0065-0

    1. Educação física 2. Ginástica medicinal 3. Postura I. Título.

|  | CDD-615.824 |
|---|---|
|  | -612.044 |
|  | -613.78 |
| 91-0099 | NLM-WB 541 |

Índices para catálogo sistemático:

1. Educação física : Aspectos fisiológicos    612.044
2. Ginástica medicinal : Terapêutica    615.824
3. Postura correta : Higiene    613.78

Compre em lugar de fotocopiar.
Cada real que você dá por um livro recompensa seus autores
e os convida a produzir mais sobre o tema;
incentiva seus editores a encomendar, traduzir e publicar
outras obras sobre o assunto;
e paga aos livreiros por estocar e levar até você livros
para a sua informação e o seu entretenimento.
Cada real que você dá pela fotocópia não-autorizada de um livro
financia um crime
e ajuda a matar a produção intelectual.

# Da Educação do Corpo ao Equilíbrio do Espírito

L. Ehrenfried

summus editorial

Do original em francês
*DE L'ÉDUCATION DU CORPS À L'EQUILIBRE DE L'ESPRIT*
Copyright © 1990 by Éditions Aubier Montaigne
Direitos para a língua portuguesa adquiridos por Summus Editorial.

Tradução: **Maria Angela dos Santos**
Capa: **Isabel Carballo**
Impressão: **Sumago Gráfica Editorial Ltda.**

## Summus Editorial

Departamento editorial:
Rua Itapicuru, 613 – 7º andar
05006-000 – São Paulo – SP
Fone: (11) 3872-3322
Fax: (11) 3872-7476
http://www.summus.com.br
e-mail: summus@summus.com.br

Atendimento ao consumidor:
Summus Editorial
Fone (11) 3865-9890

Vendas por atacado:
Fone (11) 3873-8638
Fax (11) 3873-7085
e-mail: vendas@summus.com.br

Impresso no Brasil

*A Geneviève Berge,
por sua incansável e eficiente
ajuda.*

# ÍNDICE

PREFÁCIO À EDIÇÃO BRASILEIRA ............................................. 9

INTRODUÇÃO ................................................................. 11

CAPÍTULO I — Pontos de vista gerais sobre o trabalho
de reeducação ........................................... 15
1. *Comportamento e respiração* .................................... 19
2. *Equilíbrio* ................................................... 26
3. *Tonicidade (distonia, relaxamento)* ........................... 35

CAPÍTULO II — Efeitos do trabalho de reeducação sobre o jogo
do mecanismo humano ..................................... 43
1. *Observações preliminares e contra-indicações* ................. 43
2. *Efeitos sobre o aparelho locomotor* ........................... 44

> a. Os pés, 45. b. A posição dos joelhos e a forma das pernas, 48.
> c. A articulação íleo-femural, a cintura pélvica e a inclinação da
> bacia, 50. d. A coluna vertebral lombar e o ventre, 51. e. A coluna
> vertebral dorsal e a caixa torácica, 52. f. A coluna cervical e o
> pescoço, a postura da cabeça, 55. g. Conclusão, 57.

3. *Efeitos sobre os órgãos internos* ............................. 58
4. *Efeitos sobre o psiquismo* .................................... 62

CAPÍTULO III — Os resultados ............................................... 65
1. *A modificação do estilo de vida* .............................. 65
2. *Prevenção de doenças banais* .................................. 71

3. A melhoria do rendimento ........................................ 73

4. O efeito formador da função.................................... 74

CAPÍTULO IV — Analogias e diferenças em comparação com o tratamento psicanalítico................................................ 79

CONCLUSÃO ................................................................ 81

APÊNDICES ................................................................ 83

BIBLIOGRAFIA.............................................................. 97

# PREFÁCIO À EDIÇÃO BRASILEIRA

Estamos felizes por apresentar o livro da dra. Ehrenfried em sua tradução para a língua portuguesa. Numa época em que as terapias — sejam da área psicológica ou corporal — florescem e morrem com surpreendente rapidez, parece-nos fundamental que o acesso às origens, aos trabalhos originais dos autênticos pioneiros nessas áreas seja facilitado pela abolição da barreira lingüística.

E, em matéria de trabalho de conscientização corporal através do movimento, quem mais, além da dra. Ehrenfried, pode ser considerada pioneira? Se ela não foi a única, foi certamente quem teve o mérito de saber transmitir esse trabalho e assim assegurar sua continuidade.

Fugindo da Alemanha por causa das perseguições nazistas em 1933, emigrou para a França, onde transmitiu e desenvolveu, desde então, o ensino recebido junto a Elsa Gindler em Berlim. Muito antes do aparecimento de todas as "ginásticas suaves", das quais foi a inspiradora, havia entendido que, em matéria de trabalho corporal, nem o adestramento, nem a imitação de um modelo ou a repetição mecânica de movimentos, poderiam melhorar de forma permanente o funcionamento físico de uma pessoa ou torná-la mais sensível, mais consciente de si: ao contrário, somente um trabalho sutil de aguçamento sensorial e conscientização, fazendo agir simultaneamente a respiração, o equilíbrio e o tônus, poderia contribuir para melhorar todas as funções do indivíduo em seu todo psicossomático.

Ela foi também uma das primeiras, pelo menos na França, a lançar concretamente uma ponte entre o psíquico e o somático do indivíduo. Se, enquanto médica, o bem-estar físico de seus alunos sempre ocupou o centro de suas preocupações, ela também privilegiou a pesquisa das causas das desarmonias e disfunções que bloqueiam o indivíduo em suas ações cotidianas. Como respira uma pessoa angustiada, estressada? Como se posiciona alguém a quem a vida oprime? Como ajudar uma adolescente que, recusando a puberdade, tende a dobrar-se física e psicologicamente sobre si própria? É inútil alongarmos a lista, visto que a interdependência entre nossa atitude física e nosso estado de bem ou mal-estar psíquico é evidente.

"Nenhum 'exercício de ginástica' — por mais engenhoso que seja — pode atingir o fundo da personalidade, lá onde habitam as causas irracionais que decidem sobre o estabelecimento de nossos comandos nervosos e nosso comportamento. Queremos falar sobre o subconsciente", escreve ela.

Portanto, sua prática consiste em reencontrar, no decurso de um longo aprendizado, um conforto físico cada vez maior, e sobretudo um estado de calma que nos permita estar melhor e afrontar as dificuldades diárias. Reencontrar um funcionamento mais eficiente e mais lógico nos dá progressivamente mais confiança e nos permite ir em frente.

Sempre situado à margem dos modismos, seu trabalho tem tal força que se impõe por si próprio, de boca em boca. A dra. Ehrenfried sempre recusou toda forma de publicidade, mas, cedendo à expressa solicitação de seus alunos foi levada a "fazer escola" e formar terapeutas práticos. Para homenagear a qualidade de seu trabalho e assegurar sua continuidade, preservando sua forma e seu espírito, é que foi criada, em 1985, a Associação dos Alunos da Dra. Ehrenfried e Praticantes de Ginástica Holística.

ISABELLE BROCHET
fisioterapeuta praticante de ginástica holística —
França.

# INTRODUÇÃO

Este trabalho não tem o objetivo de aumentar o número de livros que tratam da educação física. Ele visa principalmente a educação do corpo, e dirige-se não apenas aos esportistas, mas àqueles que, apesar de não se sentirem doentes a ponto de consultar um médico, desejam melhorar sua forma física.

A insuficiência no desempenho físico parece criar o terreno que mais tarde favorecerá — especialmente após os cinqüenta — o aparecimento de problemas, que podem ir desde um simples mal-estar até uma doença crônica. Poucas são as pessoas idosas que não sofrem de algum mal! Acusa-se a idade e o desgaste, mas na maioria dos casos tais problemas poderiam ter sido evitados mediante um melhor condicionamento físico.

O corpo inteiro é construído para funcionar com um máximo de rendimento. Isso é verdade não apenas para os ossos, músculos e articulações, mas também para todos os órgãos internos (trato intestinal, pulmões, rins, fígado, glândulas de secreção interna etc.). Se essas estruturas forem obrigadas a funcionar de forma diversa daquela que lhes é própria, desgastam-se prematuramente ou não fornecem, de forma satisfatória, a quantidade e a qualidade de trabalho necessárias para que o conjunto funcione bem. Fatigam-se, deformam-se, e assim deterioram-se; suas falhas, de início imperceptíveis, aumentam pouco a pouco.

Se nada for feito desde o início, como prevenção, a saúde geral se enfraquecerá, e uma doença qualquer acabará por declarar-se no ponto de menor resistência.

Observando-se com cuidado o comportamento geral de um indivíduo, logo se nota um paralelismo rigoroso entre seu físico e seu psiquismo. Trata-se de "reflexos" devidos a hábitos inveterados, portanto condicionados pelo inconsciente. Por isso, dificilmente será possível transformá-los através de uma atitude voluntária consciente.

Vejamos um exemplo: um homem tenso tem um modo de respirar diferente do de um homem relaxado, da mesma forma um ansioso não respirará como um corajoso etc. Se o primeiro obrigar-se a respirar lenta e profundamente, agirá "contra a sua natureza" e não se tornará por isso nem calmo nem corajoso. Juntará um novo problema aos que já existem. Por outro lado, ele só poderá manter essa respiração forçada durante os instantes em que sua atenção estiver concentrada nela. Assim que seu pensamento se desvia dela, ele retomará a forma de respiração correspondente a seu comportamento habitual, o que demonstra que não podemos obter de seu organismo uma mudança duradoura através de atitudes voluntárias conscientes.

O que pensar dos "exercícios respiratórios", tão recomendados? Quem dedicar-se a eles durante quinze minutos, quatro vezes por dia, poderá com certeza aumentar sua "capacidade respiratória" mensurável através do espirômetro. Nada indica, no entanto, que ao longo das outras vinte e três horas do dia, nas quais a atenção do indivíduo se concentra em outros pontos, sua forma de respiração será diferente daquela que sempre foi. Se, por outro lado, ele tentasse "pensar nisso" ao longo do dia, conseguiria uma forma de obsessão que o impediria de preocupar-se com qualquer outra coisa...

Deve-se, portanto, procurar uma outra via.

Precisemos, desde já, que o mesmo problema se impõe em todas as áreas da educação física. É freqüente vermos ginastas mestres nas barras paralelas ou na barra fixa que, tendo desenvolvido muito bem a musculatura dos braços, ombros e costas, apresentam acentuada cifose dorsal. Isso ocorre porque querer exercer certos grupos musculares em detrimento do conjunto é um procedimento "contrário à natureza". Vemos também que tal hipertrofia muscular, adquirida à custa de árduo trabalho, desaparece quando se interrompem os esforços que a produziram. Portanto, não podemos obter uma mudança duradoura do estado corporal mediante tais procedimentos. Essa rede de músculos potentes cultivados isoladamente não modifica o ser físico como um todo e não resulta num desenvolvimento harmônico do corpo. Por outro lado, esse tipo de treinamento causa cansaço e aborrecimento, e a maior parte dos adeptos da educação física a abandonam precocemente. Escapam assim de um mal que daí poderia resultar (rompimento muscular, fadiga cardíaca, distensões ligamentares etc.).

Mas quais são as ocupações que em geral classificamos como "aborrecidas"? Não são aquelas contra as quais, "contrariando toda lógica", nosso subconsciente se rebela? Pois bem, esse subconsciente é no fundo mais inteligente que nossa razão consciente, embora esses raciocínios não possam ser explicados pela lógica cartesiana: se pudermos interpretar corretamente sua linguagem, veremos que os fatos com freqüência lhe dão razão. Faríamos bem em escutar suas advertências, porque ele procura, com os meios de que dispõe, evitar que cheguemos a um impasse.

No entanto, existe uma forma de quebrar esse círculo vicioso dos hábitos físicos irracionais e do funcionamento defeituoso deles resultante. Quando tentamos empreender uma reeducação integral do comportamento físico, não solicitamos o pensamento consciente nem os movimentos executados voluntariamente. Tentamos tornar perceptível à sensação o que há de defeituoso em nossos movimentos e nossas atitudes executados involuntariamente, por via reflexa. Quando o aluno se dá conta de um movimento ou de uma atitude desajeitados, experimenta uma sensação desagradável, quase de incômodo. Deve então — sozinho, tanto quanto possível — encontrar um remédio para essa sensação desagradável. Desde que o consiga, o funcionamento defeituoso modifica-se, aperfeiçoa-se, apresenta uma melhora por algum tempo, sem exigir atenção especial.

Por quanto tempo? Alguns instantes? Alguns minutos? Algumas horas? Vários dias? Mais adiante diremos do que dependem esses resultados.

O essencial aqui é a aquisição repentina de um rendimento melhor, independente da vontade motora consciente.

Surgindo de forma inesperada, essa nova forma de funcionamento surpreende o aluno, porque lhe traz várias vantagens: permite uma utilização mais racional dos músculos e órgãos internos, o que lhe propicia um alívio, uma economia maior de suas forças. Tensões musculares exageradas relaxam-se. O rendimento melhora, apesar dessa sensível economia de forças musculares e nervosas, que é sentida como um relaxamento.

Resulta que músculos, articulações, órgãos internos são mais bem servidos pela circulação, portanto menos expostos à fadiga e ao desgaste. Dessa forma, nos sentimos menos cansados à noite após um dia de trabalho. Quando chegam as férias, não nos sentimos no fim de nossas forças e podemos aproveitá-las.

O corpo desgasta-se menos rapidamente. Um grande número de doenças não mais encontram ocasião de surgir e o declínio final é adiado para um futuro bem mais longínquo. Acreditamos mesmo que ele poderia ser evitado, e que o ser humano deveria apagar-se suavemente, sem sofrimento, como apaga-se uma vela quando sua matéria se consome. Ao longo desse trabalho de reeducação, aparecem outros resultados que dizem respeito ao psiquismo. Deles falaremos mais adiante.

Tudo isso talvez pareça a alguns uma bela teoria gratuita, uma especulação fantasiosa. Apresso-me em esclarecer que esses resultados foram deduzidos de observações e experiências levantadas ao longo de quase quarenta anos.

Tentarei neste livro descrever o trabalho que realizo em comum com meus alunos, sem esquecer todas as dificuldades que se impõem. Importa, na realidade, descrever sucessivamente o que se produz simultaneamente. As provas científicas dos resultados obtidos são quase inexistentes. As explicações oferecidas têm apenas valor de hipóteses de trabalho. No entanto, os resultados lá estão, observados em mais de dois mil casos. Pareceu-me que seu interesse justificava este estudo. O leitor julgará.

CAPÍTULO I

# PONTOS DE VISTA GERAIS SOBRE O TRABALHO DE REEDUCAÇÃO

1. *Comportamento e respiração*
2. *Equilíbrio*
3. *Tonicidade (distonia, relaxamento)*

De início, tentaremos descrever separadamente alguns fatores desse conjunto coerente que é o corpo humano. (Não trataremos aqui de casos de diáteses, seqüelas de infecções, deficiências motoras neurológicas ou hereditárias etc.) Um tal procedimento tem obrigatoriamente um aspecto fragmentar, insuficientemente vivo. As diretrizes principais de nosso trabalho — comportamento, respiração, problemas de tonicidade, tendência para o equilíbrio — precisam ser descritas sucessivamente; mas, durante o trabalho prático, devem necessariamente ser consideradas ao mesmo tempo, visto que estão condicionadas umas às outras e não poderiam progredir isoladamente. Nossa técnica visa melhorar *todas* as funções corporais. Evitando esforços inúteis, economizamos força nervosa e muscular, que estarão então disponíveis para outras atividades. Com isso, nosso rendimento aumentará sem exigir uma sobrecarga de esforços.

Durante a realização dessas tentativas, uma ajuda inesperada surge: o corpo humano parece possuir uma tendência ordenadora, que colabora para recolocar imediatamente tudo "em seu lugar", desde que lhe concedamos a menor possibilidade. As observações feitas e os resultados obtidos confirmam a existência de tal tendência; mas somos incapazes de descrever sua natureza. Ela é idêntica ao "princípio formador" que reside na célula inicial? É possível que sim — no entanto, não podemos prová-lo.

Portanto, nunca se deve "demonstrar a atitude correta ao aluno"; deve-se, ao invés disso, *torná-lo capaz de encontrar por si próprio sua melhor atitude possível*, aquela que corresponde à sua estrutura individual. Em seguida, trata-se de fazê-lo adotá-la definitivamente. Portanto, o problema que se coloca não é de adestramento, mas de compreensão e educação. Para resolvê-lo, devemos proceder com muita prudência. O corpo humano é uma obra complexa e sutil, e seus tecidos têm propriedades que até hoje nenhum cérebro humano conseguiu imitar.

Por isso — somos obrigados afirmar —, *uma lição de educação física ativa, que exija demasiado esforço muscular, deve ser absolutamente evitada*. Serviria apenas para provocar um extremo cansaço ou uma sobrecarga, que, em maior ou menor grau, desgastaria a resistência do indivíduo.

Se realmente quisermos levar o corpo a colaborar na tarefa, se quisermos obter transformações duradouras, devemos agir de outra forma. Grandes esforços musculares só podem ser obtidos através de um jogo de reflexos condicionados, que, por sua vez, jamais servirão para mudar uma forma de funcionamento. Um novo esforço de um braço ou de uma perna exige a utilização de comandos nervosos até então não utilizados. Devido a essa ativação de grupos musculares até então inativos e ao relaxamento de outros grupos, em geral antagonistas dos primeiros, o trabalho requer extrema sutileza. Quando este é realizado e o novo modo de funcionamento acionado, o dinamismo se libera e pode utilizar novos comandos nervosos. Estes, por sua vez, desenvolverão reflexos condicionados.

Ao longo deste trabalho observamos três resultados que não esperávamos:

1º Assistimos à transformação do corpo. Cada uma de suas partes encontrava o lugar que lhe foi designado originalmente, tornando o conjunto mais harmonioso. Os movimentos, inicialmente desajeitados e angulosos, tornavam-se flexíveis e sinuosos e impunham-se como gestos expressivos. Exercícios executados em educação física jamais atingem essa qualidade. A forma física como um todo embelezava-se. Nós a víamos transformar-se "naquilo que ela sempre deveria ter sido", ela "exprimia com mais exatidão a idéia de sua construção", "sua verdadeira estrutura", segundo as expressões utilizadas pelos alunos menos instruídos, quando enfim sentem e vêem por si próprios as transformações ocorridas.

2º Em seguida tivemos a ocasião de observar, durante longos anos, que certas doenças crônicas, quase insensíveis a tratamentos, curavam-se rápida e definitivamente uma vez que o jogo mecânico e o terreno se modificavam. (Exemplo clássico: a constipação crônica.) Certas famílias de doenças cessaram de manifestar-se em indivíduos que até então delas sofriam com freqüência. (Exemplos: respiração nasal exclusiva, racionalmente reeducada, faz desaparecer resfriados e anginas, com todo o seu cortejo de sinusites, bronquites etc.)

3º Vimos, enfim, o psiquismo mudar simultaneamente e na mesma proporção. Os excitados acalmavam-se, os fleumáticos, permanentemente semi-adormecidos, adquiriam um ar mais vivo. Aí novamente pudemos observar essa tendência que parece empurrar todo ser vivo para um meio-termo mais exato, para um mecanismo de conjunto harmônico em todas as funções.

Sentimo-nos incapazes de distinguir causa e efeito, mas adquirimos a certeza de que não devemos ocupar-nos do corpo ignorando o psiquismo, e vice-versa. Atingimos assim a entidade "psicossomática", mas nos parece necessário tratar *simultaneamente* Psique e Soma, para não fracionar o todo humano. Em todo caso, nunca vimos um ser humano modificar seus hábitos corporais sem modificar profunda e definitivamente seu psiquismo. (Não é preciso dizer que não nos referimos a casos de neuroses graves, pelos quais nada podemos fazer sem um tratamento psíquico apropriado realizado paralelamente.)

Repetimos que não podemos mudar a própria natureza ou melhorar sua constituição através de uma atitude voluntária consciente: uma coisa é tão impossível quanto a outra. Mas, modestamente, prudentemente, podemos trabalhar sobre um detalhe qualquer — a respiração, por exemplo — ou sobre o problema do relaxamento ou do equilíbrio. Desse modo, ocorre que sejamos levados a realizar certas experiências aparentemente banais. Mas tais experiências sem grande brilho podem transformar-se em vivências inesquecíveis, a partir das quais começamos realmente uma "nova vida".

Quem já não deu um "suspiro de alívio", uma sensação que gostaria de poder reencontrar com freqüência? Que fique bem claro que estamos falando de coisa muito diferente da "respiração profunda", realizada à custa de um esforço voluntário: uma tal "respiração profunda" não nos trará alívio; repetida com freqüência, ela nos fatigaria.

*O ser humano vale aquilo que vale sua forma de respirar*. Um ser corajoso tem movimentos respiratórios profundos, livres, ambos tão raros hoje em dia. Um medroso respira superficialmente, rapidamente, com paradas freqüentes. Cada emoção, cada esforço, bloqueia sua respiração, perturba seu ritmo natural. O pulmão "desaprende", por fim, a desdobrar-se e a encher-se como seria conveniente; a caixa torácica permanece estreita, feia, ou mesmo deformada. Mas, fato estranho, quando tal ser humano é levado a respirar profundamente, podemos ver que de repente o pulmão e a caixa torácica "sabem" perfeitamente como desdobrar-se e preencher-se; nada "desaprenderam" nem esqueceram, apesar de uma não-utilização de vários anos.

Seremos acusados de temeridade ou excesso de imaginação se concluirmos que o dono desses pulmões os *forçou* a essa função reduzida pelo seu comportamento diário, tanto físico quanto psíquico? Nos acreditarão se afirmarmos que é suficiente "deixar agir" os pulmões para que eles rapidamente reencontrem o seu pleno funcionamento e a sua melhor forma? A menos, evidentemente, que bacilos de Koch já tenham encontrado ocasião de instalar-se. De acordo com nossas observações, enquanto subsistir a saúde, mesmo relativa, não há dúvida de que a função modifica a forma — apesar de tantas teorias recentes que afirmam o contrário (A. Vandel e outros).

A cura completa de uma deterioração anatomicamente visível será tanto mais difícil quanto mais antigo for o mal. Não tenho experiência em casos de doenças graves, visto que esses pacientes não se dirigem a mim, mas ao médico que os trata. Mas vi desaparecerem definitivamente, e com uma rapidez desconcertante, todos os tipos de "início de doença" (por exemplo, múltiplos problemas de estômago sem substrato anatômico, geralmente qualificados como "nervosos"). Esses problemas não mais se manifestam desde que o indivíduo aprenda, através de um novo comportamento físico, a fazer melhor uso de seus órgãos, evitando que sejam continuamente perturbados em seu trabalho.

Surge aqui uma nova questão: Por que o ser humano perturba, sem o saber, a vitalidade e o trabalho de suas próprias funções físicas?

Essa questão não admite respostas simples. Mas gostaríamos de lembrar o ensaio de H. von Keist (cerca de 1800): *Sobre o teatro de marionetes*. O autor examina as razões pelas quais as marionetes têm gestos tão exatos, tão expressivos e cheios de graça, chegando à seguinte explicação: "Marionetes não possuem um psiquismo que lhes cause inibições e movimentos angulosos".

Tais explicações não são de grande ajuda, porque seres humanos não serão jamais marionetes, mas assim mesmo devemos pensar no assunto. Será que podemos usar a inteligência para aprender a viver sem criar para nós mesmos contínuos obstáculos?

18

Nossas experiências pessoais nos permitem afirmar que isso é perfeitamente possível, sem medo de um comportamento afetado, pouco natural. Ao contrário, o comportamento novo, adquirido em definitivo pelo tipo de trabalho que propomos, é sentido por todos como uma liberação que traz um evidente bem-estar.

Como devemos proceder para aprendermos a modificar nosso comportamento físico?

Só podemos mudar aquilo que conhecemos; primeiro, devemos aprender a conhecê-lo e sobretudo senti-lo tal qual é. O comportamento é inconsciente, e deve tornar a sê-lo uma vez realizada a modificação e instalados os novos reflexos.

Mas devemos passar por um período em que certos reflexos devem ser conscientizados — como na época em que foram adquiridos —, para que sejam acessíveis à vontade. Vejamos como proceder.

## 1. Comportamento e respiração

O comportamento de um ser se manifesta em todos os detalhes de seu aspecto motor: o ponto de partida de nossa ação terá portanto apenas uma importância secundária.

Para não mobilizar, desde o início, todas as resistências subconscientes, começaremos por propor a nosso aluno um gesto qualquer: levantar um braço, por exemplo. Às vezes também propomos um movimento inesperado, que ele nunca executou: lançar uma bola ou saltar.

Isso já nos propicia múltiplas observações: como ele executa a ação proposta? Emprega força demasiada em relação àquilo que lhe é solicitado? Está ansioso? Experimenta alguma dificuldade em especial?

Mas, antes de mais nada, observemos sua respiração: De que forma ele respira em repouso? E no esforço físico? Na conversação? Dissemos que "o homem vale aquilo que vale sua respiração"; podemos assim realizar um diagnóstico mais aprofundado. É essencial que ele próprio se conscientize, fazendo experiências apropriadas o mais cedo possível; pois ele nunca poderia conhecer diretamente esses fatos que o fazemos observar, porque são condicionados pelo subconsciente.

Portanto, dirigimos sua atenção para certas manifestações através de questões, indicações indiretas, usando mais o método de Sócrates que afirmações categóricas. Ele deve descobrir suas dificuldades através de seus *próprios* meios.

Que observaremos de início? (Como "devemos" respirar?) Nossa atenção se voltará para o ritmo respiratório, depois para as relações da respiração com o trabalho muscular.

*O ritmo respiratório ocorre em três tempos: inspiração, expiração, pausa.*

*O momento da inspiração nunca deve ser fixado consciente e voluntariamente.* Portanto, não se trata de forçar uma inspiração profunda, ou mesmo uma inspiração audível. Deve-se *esperar* que o corpo manifeste uma necessidade de ar; o ar entrará então espontaneamente, sem provocar ruído e na quantidade necessária. Tal inspiração faz nascer uma sensação de leveza, ou mesmo de alívio, de liberação.

Mas muitos não sabem esperar. Basta que lhes falemos em respiração para que eles inspirem violentamente, irritando as mucosas do nariz e os brônquios. Vemos vibrar as laterais do nariz: esforço supérfluo. A caixa torácica distende-se através de um esforço muscular desmedido, em vez de espandir-se mediante um reflexo inspiratório. No momento apropriado, esse reflexo colocará em ação o mecanismo muscular adequado, utilizando a pressão atmosférica e obtendo com isso um melhor resultado (o pulmão expande-se melhor) com uma fração apenas do esforço muscular empregado na respiração voluntária dita "profunda".

Assim, com freqüência, aquele que respira eleva bruscamente os ombros e crispa numerosos músculos do pescoço: todos esses esforços representam uma soma de trabalho muscular supérfluo que pode ser economizado através de uma reeducação apropriada.

Quando não perturbamos o ritmo respiratório espontâneo, vemos a expiração anunciar-se assim que os pulmões estejam preenchidos. Proibimos rigorosamente, a qualquer momento do movimento respiratório, qualquer retenção de ar. Se ela for repetida com freqüência, acaba por perturbar o ritmo cardíaco, que será difícil restabelecer. A retenção da respiração com os pulmões cheios provoca uma dilatação do coração, do lado onde circula o sangue venoso, e faz estourar os alvéolos pulmonares, diminuindo a superfície respiratória e levando ao enfisema; com os pulmões vazios, favorece uma estase abdominal.

Por outro lado, *insistimos em uma expiração tão completa quanto possível*, para dar lugar ao movimento respiratório seguinte, visto que vemos a maioria de nossos alunos reter ar desoxigenado em seus pulmões, que assim permanecem parcialmente distendidos e perdem o hábito de expulsar o ar; os músculos inspiratórios são então sobrecarregados, e os expiratórios, parcialmente paralisados: nós nos aplicamos então em restabelecer o ritmo normal.

O que ocorre após a expiração? As respostas espontâneas diferem de um indivíduo para outro. Solicitamos então a nosso aluno que se deite de costas no chão, em uma posição confortável (travesseiro, se necessário), e nos diga como sente seu ritmo respiratório "sem nada fazer de especial". Mas como é difícil para a maioria "não fazer nada" numa época como a nossa, em que vivemos sempre "sob pressão", sempre com barulho! Quem hoje em dia sabe ainda esperar alguma coisa com calma?

Se os problemas do ritmo respiratório estiverem profundamente enraizados, a posição de decúbito não será suficiente para reduzi-los. Solicitamos então ao aluno que feche os olhos, exclua as percepções visuais que o assaltam de todos os lados e o distraem de seu objeto de observação. Na maioria dos casos, essa recomendação é suficiente para trazê-lo de volta à calma; ele então respira profundamente, e em seguida pára um instante. A partir daí "seu" ritmo muda; o ritmo normal se restabelece e ele pode percebê-lo.

Pedimos que desenhe no ar, com um dedo, um gráfico imaginário de suas duas experiências do movimento respiratório.

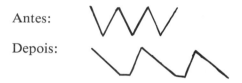

Antes:

Depois:

Vemos assim o que aprendeu: entre duas respirações há uma pausa. O ritmo, que era em dois tempos, agora é ternário. A pausa corresponde ao tempo necessário ao corpo para utilizar a provisão de oxigênio trazida pela respiração precedente; logo que haja nova necessidade de oxigênio, o nervo vago é excitado e uma nova inspiração é desencadeada. Ela será tão mais rápida quanto mais espontânea. A expiração é mais longa que a inspiração e leva à pausa.

Através de questões ou indicações colocadas no momento adequado, procuramos levar o aluno a sentir, a perceber o que se passa nele. Pela percepção, suas experiências se tornam conscientes: são reconhecidas, compreendidas intelectualmente. Se ele as solicitar, nós lhe daremos explicações fisiológicas. Essas não podem mais destruir sua experiência sensorial, nem influenciar sua percepção, porque vieram *depois* de uma experiência que não pode ser "esquecida", visto não ter sido "aprendida" de forma escolar. Mas nunca devemos dar explicações fisiológicas *antes* da experiência, porque nos arriscaríamos a sugestionar o aluno — e o resultado seria um conhecimento não vivenciado, puramente teórico e rapidamente esquecido, assim como muitas outras coisas aprendidas...

O corpo parece ter uma memória melhor que "nós mesmos"; o aluno registrará essa experiência tão agradável, essa sensação de alívio e de "apaziguamento interior", e procurará reproduzi-la tão freqüentemente quanto possível nos dias que se seguirão, sem que o saiba ou, pelo menos, sem que pense nela. Notará simplesmente uma nova necessidade: a de respirar profundamente, várias vezes, durante seu trabalho habitual. Terá espontaneamente vontade de endireitar-se e se sentirá mais calmo.

O círculo vicioso de seus hábitos irracionais é quebrado, o comportamento começa a mudar, espontaneamente, quase à sua revelia, sem nenhum esforço de vontade de sua parte.

Isso lhe causa a sensação de milagre. Após essas experiências — que não duram mais que alguns minutos — o aluno mostra um rosto mais calmo, relaxado, aberto. Sente-se descansado e nos diz: "Há muito tempo não me sentia tão bem". Ele se "liga", se interessa pela questão, procura entender o que se passou... e de repente boceja profundamente! Desculpa-se, assustado: "Oh! Eu que nunca bocejo! A necessidade era tão grande que nem tive tempo de colocar a mão na frente da boca!"

Nós lhe asseguramos, rindo, que, longe de nos ofendermos com sua reação, estamos, ao contrário, muito satisfeitos. Esse bocejo nada mais significa que o saciar de uma sede de ar, reprimida por muito tempo, às vezes anos. Então, nós o avisamos de que provavelmente bocejará muitas vezes seguidas, e lhe pedimos que não sufoque essa nova vontade. Com freqüência essa necessidade de ar se fará sentir até o fim da lição, às vezes ao longo do caminho de volta, eventualmente após ter chegado em casa. Como sua família não suspeita do ocorrido e bocejos são considerados socialmente falta de educação, nós o aconselhamos a desculpar-se antecipadamente junto aos seus, explicando que essa vontade de bocejar é apenas um estágio inicial, que desaparecerá quando ele estiver menos sufocado.

O que se passou na realidade? O aluno tomou tempo suficiente para respirar. O fato decisivo não é respirar "profundamente", nem utilizar o diafragma, mas a *qualidade* dessa respiração: isso é, não o que ele *faz*, mas o que *deixa fazer*, ao que se submete. Não é um "acréscimo" de atividade que solicitamos, mas uma "diminuição"; não uma tensão aumentada, mas um relaxamento. Isso é tudo o que é necessário para inaugurar um novo estado de coisas. Será válido para uma série de atividades físicas e mentais de um indivíduo.

Quando vemos esse mesmo fato reproduzir-se com grande regularidade, é grande a tentação de supor uma inteligência do próprio organismo. Tudo se passa como se o pulmão soubesse com instintiva infalibilidade, sem intervenção da massa cinzenta, isso é, sem o pensamento consciente, o que tem que fazer. Por que até então não o fez? O que o impediu? Provavelmente a massa cinzenta; tudo o que consciente ou inconscientemente o absorve, preocupações de todo tipo, que o impedem de "retomar o fôlego".

Aqueles que perderam seu ritmo respiratório normal estão com freqüência sujeitos a insônias rebeldes a qualquer tratamento; não dormem sem soníferos violentos. Na maioria dos casos, basta transformar dessa forma a função respiratória integral para reencontrar ao cabo de alguns dias um sono espontâneo e repousante. É um efeito espontâneo, indireto, mas da maior importância.

Por outro lado, é impossível não se surpreender ao constatar que, após ter sido durante anos impedido de realizar plenamente o seu trabalho, o pulmão não "se faça de rogado" e necessite apenas de um breve tempo de adaptação para retomar sua atividade plena. Ele não nos culpa por o termos maltratado; ao contrário, aproveita a primeira oportunidade que lhe é oferecida para nos servir com todas as suas possibilidades. Não existe aí matéria para reflexão? Não existe aí para nós, tão inteligentes, algo a ser aprendido com um de nossos fiéis e indispensáveis servidores, um simples órgão? Uma vez solicitado dessa forma, nosso pulmão continuará a trabalhar dia e noite na plenitude de suas condições, espontaneamente, sem que para isso tenhamos que lhe dedicar um só pensamento.

Será portanto necessário seguir com interesse esses primeiros resultados, de início tão frágeis, e nos veremos então obrigados a solicitar a colaboração do aluno. Não mais lhe pedimos que "faça os exercícios respiratórios diariamente, três vezes durante dez minutos", mas que apenas se torne atento às necessidades de seus pulmões, que por si mesmos sabem o que fazer!

Será suficiente liberá-lo. A tarefa parecerá simples, e no entanto trata-se, nada mais nada menos, de mudar maus hábitos respiratórios, e mudar hábitos é sempre difícil, se não doloroso.

Mas nesse momento contamos com uma ajuda inesperada, por assim dizer, do campo adversário. Quando o aluno está seriamente preocupado com seus problemas, de uma aula para a outra, isto é, depois de três ou quatro dias, nos relata um grande número de experiências inéditas para ele: "Durmo melhor"; "Meu trabalho parece-me mais fácil"; "Concentro-me melhor". Oh! essa concentração! Quantos erros não praticamos em seu nome! Freqüentemente ele nos dirá: "Em casa dizem-me que tenho aspecto melhor; depois de três dias, só pode ser conseqüência desse trabalho!" Sim, é isso o que se pode obter em três dias, desde que se aproveite cada instante.

Logicamente, os primeiros sucessos não são sempre tão espetaculares. Mas sempre esse "novo começo" se manifesta com relativa rapidez, e sempre o aluno constata em seu estado uma mudança súbita, e não paulatina. Acha seu ritmo respiratório individual, de início em repouso e depois na vida do dia-a-dia. É então que deve aprender a regularizar seu trabalho muscular de acordo com esse ritmo, e não respirar segundo um ritmo imposto pelo trabalho. Só muito mais tarde, quando a respiração em três tempos tiver se tornado para ele parte de sua natureza, esse ritmo se modificará aos poucos de acordo com as necessidades do momento.

Um ser que respira dessa forma natural não mais trabalhará acima de suas forças e não mais se sentirá esgotado após o trabalho. No entanto, produzirá mais trabalho, e de melhor qualidade que anteriormente, porque disporá de mais forças do que acreditava possuir. Perceberá que não sabia utilizá-las adequadamente: utilizava-as de forma irracional. Sentir-se-á então como se acordasse de um sono profundo. Seu trabalho será mais rápido; seus gestos, mais seguros; seus pensamentos se encadearão mais prontamente. Podemos afirmar com certeza que, tanto no conjunto de sua vida como em cada um de seus fatos e gestos, a mudança será perceptível.

Seu comportamento transformou-se e assim permanecerá. Mas um sucesso tão nítido e duradouro só pode ser obtido por aquele que deixa de querer comandar a respiração, que se decide a obedecer ao jogo dos reflexos respiratórios.

É por isso que nunca empregamos o espirômetro, que nunca medimos o contorno do tórax, nem a amplitude respiratória. O que provariam tais números? Nos indicariam que o aluno tem a capacidade de respirar profundamente, se quiser fazer um esforço para tanto. Mas isso não implica que seus hábitos respiratórios tenham mudado, que seu comportamento diário tenha se modificado de uma vez por todas como gostaríamos, isto é, sem esforço de sua parte, trazendo-lhe, ao contrário, uma sensação de calma e bem-estar.

Como prova dessa mudança real, existe uma cifra irrecusável (para todos os que necessitam de números como prova irrefutável). Em todos os livros sobre fisiologia humana lemos que um homem dito normal respira de 18 a 20 vezes por minuto. Ora, quando, após a experiência descrita, sobrevém a calma e a respiração reencontra seu próprio ritmo, veremos nosso homem viver com 6 a 8 — é isso mesmo, 6 a 8 — movimentos respiratórios por minuto, a não ser em momentos de grande esforço. Nenhum médico nos acreditará: precisará realizar a experiência por si mesmo para admiti-lo. As respirações são agora profundas, dispõe-se de mais ar que antes, o ''fôlego é mais longo''. Quando fazemos algum esforço, nos cansamos menos, e mesmo após o cansaço o pulmão e o coração reencontram mais facilmente seu ritmo normal.

Então, o que mudou? Agora o pulmão funciona de maneira diferente; se lhe dermos tempo de esvaziar-se profundamente, poderá em seguida encher-se profundamente.

Chegamos assim à respiração "integral" ou "total", como preconizou Léo Kofler em 1903 e, depois dele, a Escola Schlaffhorst-Andersen, com um sucesso cada vez maior.

Chegamos enfim a entender suficientemente o que se passa, para não mais falarmos de uma respiração "masculina" ou "feminina". Um indivíduo, homem ou mulher, que deixa seu pulmão trabalhar, não tem respiração "masculina" ou "feminina"; ele respira simplesmente, com a maior parte possível de seu pulmão e em seu ritmo pessoal.

Quanta tinta e papel não se desperdiçou para "provar" que a respiração deve estar condicionada ao sexo! Quantos argumentos lógicos foram levantados a esse respeito! E o que vemos na realidade?

A não ser que a mulher aperte a cintura em uma cinta ou "espartilho", seu pulmão enche-se tão bem em cima como em baixo; o diafragma trabalha como os outros músculos respiratórios e um grande número de doenças do fígado e estômago podem assim desaparecer.

A não ser que o homem deixe cair os ombros para a frente ou abaixe-os por meio de suspensórios muito curtos, que empurre o ventre para a frente cada vez que eleva a voz, seu pulmão se preencherá tanto em cima quanto em baixo, e ele permanecerá ereto e magro até uma idade avançada.

A forma é efeito da função. Se permitirmos ao pulmão assumir sua verdadeira forma, deixando-o funcionar integralmente, então ele "constrói sua casa". Com muita sagacidade, o dr. de Sambucy chamou o pulmão de "o escultor escondido". Através de seu movimento suave e contínuo, que age como uma massagem permanente muito leve, esse escultor pode transformar até a forma da caixa óssea. É nosso assistente mais eficiente em toda transformação estética que desejarmos empreender em nosso corpo. Com sua ajuda, podemos nos transformar em seres tão sadios e — dentro dos limites fixados por nossas proporções ósseas — tão belos quanto nossa imaginação permita conceber, mesmo além de nossas esperanças mais audaciosas. Tudo isso se transformará em realidade desde que queiramos parar de nos impedir de viver. (Para detalhes técnicos desse programa, ver mais adiante II-2.)

Vamos resumir alguns efeitos de uma respiração que se tornou natural:

Melhorará a forma da caixa torácica e facilitará o trabalho cardíaco.

Graças à massagem contínua exercida pelo diafragma, todos os órgãos situados no ventre funcionarão melhor, muitas doenças poderão ser evitadas.

Essa respiração que se tornou natural terá uma decisiva influência sobre o psiquismo. Será sobretudo de grande ajuda na dissolução dos estados de angústia.

Concluindo esse primeiro capítulo, gostaria de reafirmar que tudo o que aqui for exposto não é literatura, e muito menos um belo sonho ou especulação teórica. É a soma de experiências práticas e observações recolhidas ao longo de quase quarenta anos.

Não quero, portanto, criar um "novo método"; ao contrário, gostaria de levar aqueles que trabalham para tornar os homens mais saudáveis — médicos, fisioterapeutas, professores de educação física — a examinar e experimentar pessoalmente o que acabou de ser relatado, antes de aplicá-lo em seus alunos, e a observar os efeitos.

## 2. Equilíbrio

A posição vertical do ser humano foi, desde Lamarck, objeto de múltiplas pesquisas teóricas. Numerosos autores assinalaram importantes pontos de vista a esse respeito: H. Braus, H. Martius, Reischauer em língua alemã. A. Vandel, Teilhard de Chardin na França, A. M. Alexander na Inglaterra.

Esse último foi o primeiro a tentar uma contribuição prática. Descobriu quanto era decisivo o papel do aparelho de sustentação do crânio, Atlas-Axis, e dos quatro grupos de pequenos músculos profundos que condicionam a posição da cabeça em relação às primeiras vértebras: fez disso o eixo de seu sistema de educação física. O dr. A. Murdoch d'Hastings forneceu os fatos científicos que sustentam essa visão.

Sem ir tão longe quanto A. M. Alexander, pensamos também que a postura da cabeça é *um* dos fatores essenciais que determinam a forma humana. Em linguagem teleológica, poderíamos dizer que a espécie humana parece procurar ainda a forma mais racional de equilibrar a cabeça sobre os ombros.

A dificuldade técnica a resolver aqui é um problema mecânico: a cabeça, corpo redondo de peso relativamente elevado, cerca de cinco quilos, é mantida sobre dois pontos de apoio móveis muito pequenos, e todo o conjunto está muito longe do chão, que é a base estável. A cabeça encontra-se assim em equilíbrio instável permanente.

Esse mecanismo, que poderia permitir um uso racional das possibilidades motoras, é bloqueado por uma utilização defeituosa, que contribui fortemente para destruir o equilíbrio humano por completo, "dos pés à cabeça".

Trata-se da antiga luta contra a gravidade, a ação da atração terrestre: o ser humano procura endireitar-se e a terra o atrai... sem que ele saiba apoiar-se sobre ela.

Por outro lado, o corpo humano como um todo está em equilíbrio instável. O quadrilátero de sustentação é ínfimo em relação à altura, e o centro de gravidade encontra-se longe da base. Esse problema complica-se ainda mais por tratar-se de um corpo cujas diferentes partes são móveis umas em relação às outras através das articulações: seria mais simples se o corpo fosse rígido, como um bastão, por exemplo!

A partir desses fatos, poderíamos deduzir que o ser humano, não podendo encontrar o equilíbrio correspondente à sua estrutura, procura reduzir suas dificuldades enrijecendo-se, diminuindo dessa forma as possibilidades de desvio e, em conseqüência, de mobilidade.

Quando todas as partes que compõem o corpo funcionam sem bloqueios, de acordo com sua forma natural de construção, desgastam-se menos, despendendo menos energia, e sua forma permanece intacta. Tudo se passa como num automóvel: se não tiver boa manutenção, danifica-se rapidamente; bem cuidado e utilizado com critério, dura muito mais.

Em outras palavras, se não utilizarmos mal nosso instrumento físico no conjunto de seus mecanismos, podemos manter a saúde, a beleza e a juventude por muito mais tempo. Permaneceremos "em forma" até uma idade avançada.

Os pés, base de todo o nosso edifício, são quase sempre deformados, o que dá ao corpo uma base defeituosa*.

As conseqüências imediatas dessas particularidades são bem conhecidas: dores, fadiga, falta de prazer em andar. Sabemos também que o achatamento do arco plantar pode produzir dores em certas articulações mais distantes: joelhos, quadris. O ginecologista H. Martins insistiu sobre os efeitos do achatamento dos pés na posição da bacia, cujo eixo sagital se inclina dessa forma cada vez mais. Esse fator é de importância capital para a mulher grávida, e pode ter conseqüências desastrosas durante a gravidez. O dr. G. D. Read aconselha diretrizes práticas para prevenir esse encadeamento que pode prejudicar mãe e bebê.

O desequilíbrio não termina na cintura! A lordose lombar, que se acentua durante a gravidez, se não estivermos atentos a isso, acarreta para a mãe um ventre caído após o nascimento da criança. Por

---

* Para maiores detalhes, ver o capítulo II-2.a: "Os pés".

causa de seu peso, o ventre continua a agravar a lordose; deve-se estabelecer uma compensação "no andar superior": o dorso pode arredondar-se e o peito afundar, de onde o achatamento dos seios. Em seguida pode advir uma lordose cervical, que por sua vez enrijecerá o aparelho cérvico-craniano. A posição da cabeça se alterará e sua mobilidade se reduzirá.

Efeitos distantes tanto no espaço quanto no tempo podem ser causados por algo aparentemente tão "insignificante" quanto o achatamento dos pés. Isso nos demonstra que nada é indiferente para o equilíbrio físico; *tudo* tem sua importância e tudo está interligado.

O sistema de regulagem e de compensação do equilíbrio físico é de extrema sutileza e funciona ao menor alerta. Se persistir durante um tempo suficientemente longo, um leve distúrbio pode fazer aparecer, com o tempo, uma doença crônica, que o médico dificilmente conseguirá curar.

Por exemplo: uma criança ouve mal de um ouvido; ela se habituará a inclinar a cabeça de lado, com uma torção da coluna vertebral. Logo um ombro se elevará, a atitude escoliótica diminuirá o jogo do aparelho costal e terminará por influenciar o movimento respiratório, que será mínimo nas regiões lordosadas, e até a posição do coração.

Uma criança míope rapidamente se habituará a avançar a cabeça ao começar o aprendizado da leitura. Os efeitos serão: cifose dorsal com saliência das escápulas, peito afundado, que origina uma respiração insuficiente, ventre protraído, digestão cada vez mais preguiçosa, circulação cada vez pior etc.

Desde o início do trabalho que desejamos empreender, é muito importante reconhecer os dois seguintes fatores:

1º Em que consiste o desequilíbrio?

2º Qual é o fator primário que desencadeou o aparecimento sucessivo de todos os outros?

Em geral, a segunda questão nos preocupará muito mais tarde. É evidente que, em casos tão óbvios quanto os citados nos exemplos, começaremos por encaminhar a criança ao oculista ou ao otologista. Mas freqüentemente os fatores iniciais serão muito mais complexos, e inicialmente tentaremos reduzir os problemas acessórios, aqueles que apareceram por último, e que por isso são mais acessíveis à reeducação.

Como qualquer desvio de equilíbrio terá repercussões sobre todo o corpo, poderemos começar nosso trabalho por qualquer fator: cada sucesso parcial resultará de imediato em uma melhoria geral, tanto no equilíbrio quanto no funcionamento do conjunto. É sempre surpreendente observar com que rapidez o corpo se adapta às condições de melhora motora que lhe são oferecidas. Ele se restabelece muito mais rapidamente do que se deteriora.

O ritmo do restabelecimento depende em grande parte do grau de colaboração do cliente. Em segundo lugar, do tamanho, da gravidade e do tempo de instalação do fator que desejamos modificar.

A experiência nos ensinou que a idade do indivíduo não importa, contrariamente ao que habitualmente se pensa. Uma criança, certamente muito "maleável", não entenderá suficientemente o trabalho e não terá a perseverança necessária para favorecer o resultado.

Por outro lado, nossas duas "alunas" mais idosas foram duas senhoras de 80 e 88 anos. Mesmo nelas, vi cifoses endireitarem-se a um tal ponto que ambas tiveram que reformar suas roupas.

O "decrescer" ou "achatar" devido à desidratação dos tecidos, principalmente dos discos intervertebrais, que vemos aparecer em idade avançada, não leva necessariamente ao encurvamento dorsal: é o peso da cabeça mal colocada, apoiada onde não deveria, que produz esse efeito. Se a postura natural da cabeça não for impedida, o dorso permanecerá ereto; se a respiração permanecer ampla, profunda, a caixa torácica guardará sua forma e, sobretudo, sua mobilidade; a coluna vertebral se conservará, então, flexível.*

Não é sem profunda razão que a linguagem se serve da expressão "estar aprumado" para indicar que alguém ou algo está em bom estado, estável, funcionando bem! Como poderemos ver que um corpo está bem equilibrado e "aprumado"? Utilizando um fio de prumo, colocado ao lado do corpo.

Solicitaremos ao aluno que se coloque à nossa frente sem corrigir-se, em sua posição habitual. Colocaremos, então, um fio de prumo no nível do trágus (meio da abertura da orelha), isso é, no nível do eixo frontal que atravessa as articulações que mantêm o crânio. Normalmente o fio chega ao lado do pé, sobre o eixo que une os pontos mais altos dos arcos plantares, isso é, no nível da articulação de Chopart.

Ele divide assim o corpo em dois.

Veremos então uma posição vertical correta (*a*) ou numerosos desvios de equilíbrio, cujos tipos mais freqüentes são *b* e *c*.

Quando a posição habitual é impecável, vemos o corpo dividido em duas metades iguais (*a*).

Quando aparecem desvios no plano sagital**, a cabeça mantém, por tanto tempo quanto puder, sua posição acima do ápice do arco plantar. Mas cada desvio para a frente ou para trás requererá um

---

\* Ver capítulos II-2 e II-3.
\*\* Para os escolioses, ver pp. 44 e 51.

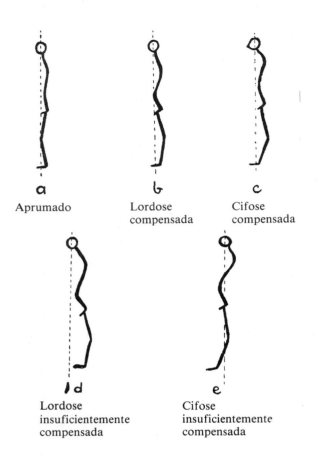

a  Aprumado
b  Lordose compensada
c  Cifose compensada
d  Lordose insuficientemente compensada
e  Cifose insuficientemente compensada

desvio compensador, para que o equilíbrio possa ser garantido: uma forte lordose lombar sem cifose compensatória leva obrigatoriamente a uma queda para trás; da mesma forma que uma cifose sem lordose faz cair para a frente (c,b).

Esses desvios compensatórios são mantidos por esforços musculares espásticos; como eles ocorrem pouco a pouco, o esforço contínuo, indispensável à sua manutenção, não mais é sentido como esforço. No entanto, esse esforço considerável é fornecido e acaba por ser percebido como dor ou extremo cansaço. Nessa região, a musculatura torna-se dura como madeira, dolorosa ao toque; em maior ou menor grau, estrangula a circulação sanguínea e linfática; eventualmente, comprime nervos. No início desse estado, um bom sono suficientemente longo produzirá um relaxamento e fará desaparecer as dores, que só são sentidas no fim do dia. Com o passar do tempo, mesmo o repouso noturno não mais será suficiente. Acordaremos com a mesma dor lombar que sentíamos na noite anterior. Como não nos sentimos suficientemente doentes para ir ao médico, recorremos ao massagista ou ao professor de educação física; estarão eles suficientemente qualificados para resolver o problema?

Porém o desvio pode chegar a tal grau que a compensação não mais se estabelece (*d,e*). A cabeça não mais se situa acima do arco plantar. A repartição das massas em relação ao fio de prumo mostra que um grande esforço contínuo é necessário para manter o indivíduo em pé, seja lá como for. Se nada for feito, ele ficará doente e deverá viver cada vez mais sentado, depois deitado. Sentirá dores profundas e contínuas, causadas pela tração exagerada dos tendões e suas inserções no periósteo; essa tração contínua pode até mesmo deformar os ossos. Tal eventualidade ocorrerá sobretudo se o indivíduo tiver tendências hereditárias às deformações ósseas (diátese artrítica).

Quando a compensação não pode mais estabelecer-se e as dores atormentam incessantemente o doente, irá consultar o médico. Mas os medicamentos, de início, e as curas termais, depois, só poderão trazer alívios passageiros se não forem acompanhados de reeducação motora, trabalho que cabe ao fisioterapeuta. Mesmo esse profissional não saberá impedir uma recidiva se não se interessar pelo equilíbrio de seu cliente: os melhores exercícios, a massagem mais relaxante, serão ineficientes a longo prazo enquanto a reeducação dos hábitos motores não for realizada.

O emprego do fio de prumo nos mostra claramente que tipo de desvio temos pela frente. Mas como procederemos para trazer nosso aluno à posição correta, visto que recusamos os "exercícios corretivos"?

Quando propomos a um indivíduo portador de um desvio que "se endireite" ou "mantenha-se ereto", percebemos que não sabe como fazê-lo, e freqüentemente até mesmo aumenta as curvaturas já existentes. *Ele perdeu o sentido do equilíbrio*, sua sensibilidade está alterada. Ele acredita estar reto, contrariamente ao que vemos. (Ver, para toda a questão da reeducação do sentido da postura, toda a obra de Mathias Alexander.)

O caso parece desesperador. Mas se dissermos ao mesmo indivíduo: "Tente crescer" sem elevar-se na ponta dos pés, constataremos que ele realmente se alonga, às vezes vários centímetros. Gibosidades e reentrâncias desaparecem e cada segmento reencontra seu lugar. Nosso fio de prumo nos mostra a transformação que se opera frente a nossos olhos: *b* e *c* reduzem-se e transformam-se em *a*!

31

O sentido do equilíbrio não está perdido, mas apenas atrofiado: não tendo sido solicitado, sucumbiu na luta contínua contra a atração terrestre; o indivíduo se encurtou (e por isso alargou). Devemos então fazê-lo sair de seu torpor dando-lhe uma tarefa a realizar. Diremos, por exemplo, a nosso aluno que tente aproximar a cabeça do teto, da melhor forma que puder. Ele compreenderá de imediato que não se trata de reencontrar o equilíbrio para manter-se em posição rígida, mas de ensinar novamente o corpo a responder às tarefas que o solicitarão para reencontrar o equilíbrio durante seu trabalho. Portanto, não procuramos a atitude "correta" rígida, mas uma extrema elasticidade. Elasticidade muito maior que aquela que podemos obter voluntariamente ou realizando exercícios de cultura física.

Facilitaremos esse trabalho dando um sentido e um objetivo a nossos movimentos. Fixando assim a atenção, a massa cinzenta não mais entravará a coordenação sutil do jogo muscular. Faremos malabarismos, exercícios de equilíbrio, colocaremos o corpo diante de tarefas novas, que o forçarão a uma imediata adaptação; ele se habituará a reagir espontaneamente.

Podemos, por exemplo, colocar um objeto leve sobre a cabeça de nosso "desequilibrado". Ao sentir esse peso estranho, ele localizará melhor o ápice da cabeça. Terá então maior facilidade para fazer "a cabeça sair dos ombros". Além disso, é muito importante vigiar para que a respiração não seja bloqueada durante essas tentativas, porque isso acarretaria imediatamente uma rigidez completa, que tornaria impossível o jogo de compensações musculares.

Dessa forma o corpo permanece vivo, flexível e natural. O aluno logo sente produzirem-se leves movimentos compensatórios: ao longo do pescoço, do dorso, nas pernas — "um pouco por todo lado", responde ele à nossa questão. "Mesmo meus pés colocam-se de forma diferente, meu andar se transforma. E, logo que me bloqueio, o livro cai." É dessa forma que ele experimenta uma nova forma de mover-se. Sua motricidade muda e seu psiquismo sentirá isso.

Não solicitamos ao aluno grandes esforços. Cada alteração de equilíbrio deve ser compensada por movimentos mínimos. Um jogo sutilíssimo de todas as fibras musculares é necessário a nível dorsal, cervical, em torno da cintura, em todo o resto do corpo, para que o objeto colocado no alto da cabeça possa manter seu equilíbrio instável. Cada movimento respiratório muda as condições estáticas, e o jogo muscular deve corresponder a elas.

Vemos então um fato estranho: a motricidade *sabe* adaptar-se sem qualquer ensinamento especial e sem ser longamente exercitada! Se nos encontrarmos frente a tensões que datam de muitos anos, nosso esforço provavelmente não obterá sucesso imediato, mas com certeza o conseguirá a médio prazo. As tensões das quais o aluno se queixa desaparecerão sem intervenções especialmente localizadas.

Ao mesmo tempo, ele sentirá que cresce. Para nós, a prova objetiva mais segura não consiste em utilizar um metro, visto que são muito freqüentes pequenos erros quando tomamos uma medida! Mas quando as mulheres constatam que as saias encurtaram e os homens dizem que as calças não mais alcançam a altura dos sapatos, como requer a moda, podemos deduzir que a transformação ocorreu.

Na realidade, o que ocorreu? Se uma corda é colocada no chão e descreve duas ou três ondulações, suas extremidades estarão a uma certa distância. Estique-a e a distância forçosamente aumentará. A coluna vertebral inteira comporta-se dessa forma: a extensão mais forte se produz nos locais onde as curvas são mais acentuadas. Visto que freqüentemente a curva lombar é a mais acentuada, seu alongamento fará a cintura subir. A maioria de nossos alunos são obrigados, após um trabalho de seis a oito semanas, a ajustar suas roupas às novas medidas.

Depois que encontraram o modo de equilibrar um livro sobre a cabeça sem deixá-lo cair, nós lhes solicitamos mais: que se desloquem, andem lentamente, depois rapidamente. Em seguida, deverão sentar-se numa cadeira, depois no chão, e erguer-se sem deixar o livro cair!

Quando conseguirem isso, será preciso recomeçar, mas desta vez com olhos fechados ou mesmo vendados, o que é muito mais difícil. Devemos pensar um pouco sobre isso: por que tudo é mais difícil de ser feito com os olhos fechados?* Porém, a maioria consegue rapidamente realizar os movimentos após alguns minutos, no máximo um quarto de hora de tentativas.

Depois disso, o livro é retirado, os olhos são abertos. Todos então concordam em quatro pontos, que manifestam claramente sem que o solicitemos:

1. Estamos mais altos que antes.

2. Permanecemos altos sem esforço, com a sensação do livro ainda sobre a cabeça.

3. Sentimos uma leveza excepcional — temos quase a impressão de voar; é extremamente agradável.

4. Estávamos cansados ao começar essas experiências? A fadiga sumiu por completo; sentimo-nos muito dispostos.

---

\* Ver capítulo III: "Olhos", e capítulo II: "Pés".

Insistimos então nesses resultados e propomos aos alunos que tentem conservar essas novas aquisições.

Eles aceitam a proposta, aliás com prazer.

Mas a questão que para nós terá um vivo interesse é saber se essas felizes transformações foram definitivamente adquiridas ou se desaparecerão com a mesma rapidez com que foram obtidas. Solicitaremos aos alunos que se observem para saber quanto tempo durará a sensação de bem-estar.

Na aula seguinte, as respostas que nos serão dadas variam muito. "Desapareceu enquanto eu me vestia"; ou então: "Ainda a sentia quando saí à rua"; ou então: "Até a noite". Às vezes, algum reconhece: "Ainda a sentia na manhã seguinte".

Como faremos para reencontrar essa sensação? Recomeçaremos as mesmas experiências, que conduzirão cada vez mais rapidamente aos mesmos resultados; em seguida, a mesma experiência não será mais necessária; será suficiente memorizá-la. Mas por que razão essa sensação desapareceu?

A primeira resposta será sempre: "Desaparece desde que não mais pensemos nela". Logo os alunos entendem que "pensar" ou "não pensar" não tem nenhuma importância para o que nos preocupa, porque outra resposta nos é dada em seguida: "Ontem, estava sentado em meu escritório, como sempre, e de repente senti a necessidade de me endireitar. *Não mais podia suportar estar sentado dobrado em dois*, embora até aqui esse fosse o meu hábito".

O corpo começa a manifestar suas exigências; não temos mais necessidade de pensar! Ele reclama, aliás cada vez mais imperiosamente, uma atitude correta, segundo os dados de nossa constituição, uma atitude que permitirá ao pulmão encher-se, ao estômago e ao fígado realizar seu trabalho sem estarem bloqueados entre as últimas costelas e a borda da escrivaninha.

Tal necessidade de endireitar-se será logo intensa o bastante para varrer completamente nossos hábitos irracionais: pronto, nós nos surpreendemos por nos sentarmos direito sem pensar!

Chegando a esse ponto, adotamos facilmente essa nova atitude: ela é tão mais agradável e tão menos cansativa! Todos os grupos musculares agem sem esforço, cada um faz o trabalho que lhe é destinado sem ser sobrecarregado ou desativado; sentimo-nos "a prumo".

Assim se estabelece uma motricidade natural, harmoniosa, que dá uma impressão de bem-estar tanto ao indivíduo quanto àqueles que o olham. A elasticidade permite uma adaptação contínua às necessidades do momento, o que facilitará a alternância dos diferentes grupos de músculos e evitará a sobrecarga "local", que cria facilmente uma sensação de cansaço geral prematuro!

Por outro lado, essa impressão de bem-estar é justificável. O trabalho profissional do indivíduo melhora, assim como sua vida pessoal.

Nenhuma aplicação consciente, do gênero: "Quero pensar nisso" ou "Quero fazer exercícios diariamente", conseguiria produzir essa sensação de comodidade. É por isso que não preconizamos procedimentos mecânicos, tanto ativos (exercícios "corretivos") quanto passivos (mesas de tração, quiropraxia etc.). Eles cansam. Podem fazer desaparecer o sofrimento por alguns instantes; mas não podem produzir uma alteração duradoura da motricidade, porque não reeducam a sensibilidade muscular profunda.

É necessário que essas sensações de bem-estar e leveza sejam experimentadas, percebidas e levadas passageiramente até o nível da consciência para que possamos nos lembrar delas um certo número de vezes, variável de indivíduo para indivíduo. Vemos então que nosso corpo tem uma memória melhor que a nossa para as coisas que lhe são úteis e agradáveis ao mesmo tempo. Ele próprio "nos" solicitará para que repitamos essas experiências de bem-estar, e é assim que "nós" conseguiremos melhorar nosso equilíbrio físico, estar cada vez mais "a prumo" sem ter que pensar nisso.

Isso ocorre "por si só". O inconsciente se encarrega: nós só temos que obedecê-lo.

Veremos em um capítulo posterior os detalhes técnicos que nos guiam em nosso trabalho.

### 3. Tonicidade (distonia, relaxamento)

Um terceiro ponto de importância geral em nosso trabalho diz respeito ao estado médio de tensão muscular. Agora que a ciência conhece melhor a esfera de ação do simpático, emprega palavras como "espástico" ou "atônico", "hipertônico" etc., para designar certos estados de tonicidade dos órgãos internos que independem da vontade do homem normal. Ela se serve delas sobretudo para determinar tratamentos apropriados a certas doenças crônicas. As dificuldades intestinais são um exemplo clássico.

Ela conhece o vagotônico — sempre pálido, de pressão sanguínea pouco elevada, que se fatiga ao mínimo esforço — e o simpaticotônico: tez de cor viva, pressão alta, pessoa sempre ativa, facilmente excitável.

A ciência procura explicar esses estados contrários pela atividade preponderante de um dos dois componentes do sistema simpático. Mas essa explicação não é suficiente quando se trata de tonicidade muscular. Aqui as coisas se complicam, a tonicidade da musculatura estriada é regulada ao mesmo tempo pela atividade simpática e por certas partes do cérebro, o que permite, por outro lado, os movimentos voluntários.

Vamos esclarecer que deixaremos fora de nossas observações todos os casos ligados a doenças do sistema nervoso central, tais como paralisias espásticas e distônicas, seqüelas de paralisia infantil e outras. O que vemos nos indivíduos ditos "normais"?

Não mais encontramos uma tonicidade de intensidade igual em toda a musculatura de um indivíduo: ao lado de grupos musculares de tonicidade normal, tanto em ação quanto em repouso, encontramos grupos fortemente crispados, que nem em repouso sabem relaxar, enquanto outros, mal desenvolvidos, têm uma tonicidade abaixo do normal, mesmo durante esforços.

Em todos os casos, não mais falaremos de hiper ou hipotonicidade, mas, como Otto Fenichel, de *distonia*, para indicar que se trata de um distúrbio de tonicidade. Que fazer então para regularizar os "altos" e "baixos"? Podemos modificar esse desequilíbrio de outra forma que não seja a utilização de medicamentos?

Veremos que isso é perfeitamente possível. Para consegui-lo, empregaremos um procedimento análogo ao que utilizamos para a reeducação respiratória. Em primeiro lugar, o aluno deve sensibilizar-se para aquilo que ocorre nele próprio: tentaremos levá-lo a sentir seu comportamento muscular em todos os detalhes, a conhecer bem a posição de seu corpo, mas resistindo ao impulso de querer corrigir imediatamente alguma coisa. Dessa forma ele se conscientizará de movimentos que habitualmente são reflexos.

Durante essas experiências, ele logo notará que o esforço muscular que realiza para executar um gesto ou outro ultrapassa muito o necessário, e que seus músculos permanecem "crispados", tensos, após o fim do esforço, ao invés de retornarem ao estado de repouso e estarem assim dispostos para uma nova atividade.

"Será que não elevo inutilmente a voz para falar com alguém que se encontra próximo de mim?" — ele se perguntará então. "Será que não mexo continuamente minhas mãos, minha língua, os dedos dos pés?" Cada vez mais ele notará que desperdiça continuamente suas forças para executar uma seqüência ininterrupta de movimentos, imaginando que permanece inativo... Dessa forma, compreenderá por que com freqüência se sente fatigado após o repouso. É porque ele não *sabe* repousar!

Para muitos de nós, não é fácil viver assim sem retomar imediatamente nossa atividade. No entanto, é a condição prévia para um trabalho de reeducação; como poderíamos mudar o que ignoramos completamente ou que conhecemos mal?

Falamos muito de "descanso", de "relaxamento". O que é isso exatamente? Gostaríamos de citar o pequeno livro do dr. J. Faust: *Traitement actif par la détente*. O autor descreve claramente os problemas dos quais falamos aqui; após insistir no fato de que é necessário uma reeducação, ele indica procedimentos simples e eficientes para se chegar a ela*. No entanto, achamos que é um erro utilizar só descanso como solução para todos os males.

O descanso não é isso; representa apenas parte de um conjunto mais vasto: o da tonicidade muscular. De que forma podemos equilibrá-lo?

O tecido muscular vivo possui no repouso uma certa tonicidade dita residual, que persiste mesmo no sono profundo. Se um músculo é seccionado durante um acidente ou uma intervenção cirúrgica, vemos esses dois fragmentos distanciarem-se um do outro. Essa tonicidade residual só desaparece com a própria vida; indica que o músculo está sempre pronto para o trabalho.

Mas podemos observar que em numerosos indivíduos, mesmo sem qualquer intenção de atividade muscular, certas regiões musculares encontram-se em contração permanente, consumindo assim energia em pura perda.

Se os ensinarmos a descansar esses músculos crispados, freqüentemente os vemos desamparados. Nos dizem que "não sabem mais como se manter", que "perderam seu equilíbrio"; enfim, estão longe de se sentirem à vontade. Parece que necessitaram dessas contrações permanentes para compensar uma deficiência em seu equilíbrio físico. Veremos então os antagonistas dos músculos crispados apresentarem uma hipotonicidade complementar, um "estado de fadiga", uma queda.

Quando dizemos ao aluno que ele está muito crispado, ou que tal grupo muscular está muito tenso, ele nos responde, sorrindo: "É possível"**. Sua reação será completamente diferente se chamarmos sua atenção para uma musculatura "caída". Nesse caso, é freqüente que ele se zangue e proteste. É como se sentisse uma censura, talvez por não ser suficientemente ativo.

Devemos empregar procedimentos diferentes de acordo com o efeito procurado. Se as tensões excessivas são numerosas, nós o ensinaremos a soltá-las. Quando a hipotonicidade é evidente, ele deve aprender a tonificar-se, para sair de um estado de inércia contínua. Assim poderá equilibrar seu sistema simpático e empregar suas possibilidades de ação com mais critério.

Quando uma pessoa habitualmente crispada chega a um estado de completo relaxamento, seus músculos também ficam hipotônicos.

---

\* Ver Apêndice I, p. 89.
\*\* Ver Apêndice II, p. 95.

Chega a um estado em que seu sistema muscular não é mais capaz de responder com presteza a um comando. Esse estado apresenta algumas vantagens. A circulação sanguínea se faz mais ativa (podemos sentir o aquecimento) e, num tempo bastante curto, todo o cansaço acumulado, tanto físico quanto psíquico, desaparece. Mas *antes* de deixar este estado de descanso completo, ele deverá recuperar sua tonicidade muscular normal: deverá *tensionar-se*, realizar alguns alongamentos, antes de levantar-se. Se negligenciarmos essa precaução e nos erguermos bruscamente, sentiremos vertigens, dores de cabeça, talvez náuseas, enfim, sensações nada agradáveis!

Se, ao contrário, essa precaução é tomada, um curto descanso, mesmo no meio do dia, nos trará benefícios incríveis.

De início, deveremos sacrificar quinze ou vinte minutos nas tentativas de descanso. Mais tarde, cinco ou dez minutos serão suficientes. Se formos capazes de aplicar uma boa técnica, alguns instantes podem trazer-nos um repouso completo; despertaremos então cheios de energia, como após uma boa noite de sono, prontos para qualquer atividade. Mesmo se a fadiga foi intensa, dela não resta nenhum traço. Pode ocorrer que durante um treino de descanso um aluno adormeça profundamente durante um ou dois minutos: ele acordará repousado e verá com surpresa que os ponteiros do relógio praticamente não se mexeram, embora ele julgue ter dormido uma hora!

Mas nem sempre temos resultados tão espetaculares, sobretudo se se tratar de iniciantes, incapazes de se soltarem. Nesse caso, como proceder?

O aluno se alongará no chão, de preferência sobre as costas. Tentará soltar-se de forma a permitir que o chão suporte seus membros, e não "prendê-los" como se tivesse medo de perdê-los. Às vezes tentaremos ajudá-lo através da imaginação: que ele se imagine caindo, através do chão, no andar inferior, como se mergulhasse, ou que tente tornar-se pesado, ou espalhar-se pelo chão como uma mancha de óleo!

É simples falar, mas difícil fazer. De início, o resultado demora; nós nos enervamos, perdemos a coragem: o aluno confunde pressão com peso, se enrijece e se pressiona contra o chão, em vez de simplesmente se abandonar. Ter sucesso na primeira tentativa não é tão fácil.

Muitos se surpreendem com o peso de seus membros finalmente relaxados. Nunca imaginaram que um braço, uma perna, a cabeça, pudessem ser tão pesados! Todos — sobretudo todas — conhecem bem seu peso e o controlam conscienciosamente. Mas quem avaliou somente sua cabeça ou seu braço? A idéia de que cada membro tem seu peso próprio jamais lhes ocorreu. Podemos também utilizar experiências domésticas: o peso de um presunto inteiro ou de um pernil são bem conhecidos, mas a analogia não se estabelece facilmente. Às vezes alguém se recorda de haver segurado uma criança adormecida ou um gato adormecido: "É incrivelmente pesado" — dizem com um ar sonhador.

Todas essas experiências nos ajudarão a encontrar o que procuramos: abandonar-se à ação da gravidade. Os alunos acabam por consegui-lo. Cada um de seus membros repousa no chão; suavemente, podemos levantar um braço ou uma perna e assegurarmo-nos de seu peso; depois, muito tranqüilamente, pousá-lo novamente no chão; eles abandonaram qualquer atividade, estão flexíveis e quentes.

No entanto, será preciso erguer-se. Os alunos, que agora sentem uma sensação, até então desconhecida, de descanso completo, extremamente repousante, se surpreendem de não estarem dispostos a retomar a atividade normal. Os membros, tão bem relaxados, recusam-se a obedecer de imediato às ordens dadas; é exatamente como ao despertar, de manhã. Não podemos saltar da cama no instante em que o relógio despertou sem sentir um certo mal-estar.

Ocorre que a tonicidade caiu abaixo do nível habitual; os músculos não estão prontos para trabalhar. Que fazer? Seguir o exemplo dos animais, das crianças pequenas. Como fazem? Assim que acordam, abandonam a cama bruscamente, de um salto? Isso só ocorre ao adulto! Se tivermos tempo de observar, sem interferir, o despertar de um cão, de um gato ou de um recém-nascido, constataremos que necessitam de vários minutos para um despertar "normal", não provocado por um despertador e realizado sem pressa. Os animais se esticam, se alongam, cada pata separadamente, depois todo o corpo, que atinge um comprimento incrível. Depois de um ou vários bocejos profundos, sacodem-se e estão plenamente acordados, prontos para uma intensa atividade.

O bebê também não acorda bruscamente, a não ser que seja perturbado em seu sono. Muito antes de abrir os olhos, alonga-se para os lados e para cima, um braço de cada vez, depois as pernas, o tronco gira de lado para atingir um comprimento maior, à direita, depois à esquerda, por fim um bocejo tão grande que o observador não pode evitar imitá-lo. Calmamente, boceja várias vezes até estar pronto para acordar. Então, abre os olhos, piscando muito, porque é necessário habituar-se à luz. Abre depois grandes olhos brilhantes e, se gostar de nossa presença, sorri... Está pronto para começar o dia.

Portanto, seguiremos seu exemplo. Nossos alunos se alongarão, se esticarão com todas as forças adquiridas. Deixaremos que ajam livremente, vigiando apenas para que não parem de respirar. Dessa forma, alongarão os extensores em todo o corpo; a circulação será auxiliada a encontrar o ritmo mais rápido requerido pela vida ativa. Sabem que podem bocejar tanto quanto quiserem.

Após haver passado alguns momentos em tais preparativos, ninguém agüenta ficar deitado; agora é necessário fazer alguma coisa. Pronto, abandonam a posição deitada, sentam-se, erguem-se para a posição em pé, cada um em seu ritmo próprio; deixamos que cada um encontre seu tempo. Sentem-se renovados, prontos para qualquer atividade; a tonicidade muscular normalizou-se sem cair nas crispações anteriores. Estávamos cansados devido a um dia duro? Agora temos vontade de passar uma noite agradável, cada um de acordo com seu gosto pessoal, toda sensação de fadiga desapareceu, estamos em plena forma.

Entre as primeiras experiências que devemos realizar está a do descanso completo: aprender a repousar profundamente o mais rápido possível.

Uma vez alcançado esse objetivo, deveremos tirar o melhor proveito desse precioso descanso. O novo esforço não mais depende de nós, porque nada mais podemos fazer pelo aluno. Uma vez adquirida a experiência e indicados os meios de repeti-la, nosso papel só pode ser o de conselheiro. O verdadeiro trabalho, a aplicação na vida cotidiana, a reeducação, ele deve realizar por si próprio, fora das aulas. Verá então confirmar-se a experiência realizada conosco; aprenderá a viver de forma diversa, a utilizar o descanso no momento preciso, quando houver necessidade, e não apenas em presença do professor. Os benefícios que obterá são tais que ele procurará fazer uso de suas novas capacidades o mais freqüentemente possível, e logo virá nos contar seus sucessos.

Dessa forma, reverá sua primeira idéia, isso é, a de que "tudo isso é sugestão", ou "tudo isso é muito bonito, mas só funciona em aula; sozinho em casa é impossível refazer". Logo concluirá que sua idéia inicial era um preconceito pessoal que o impedia de progredir por seus próprios meios. Ele e seus colegas de classe verão que existe dentro deles uma fonte inesgotável da qual não suspeitavam; aprenderão a aplicar mais racionalmente as forças de que dispõem, regenerá-las ao longo do dia; saberão dormir mais rapidamente, melhorar a qualidade do sono, acordar mais cedo e mais repousados. Ao cabo de algumas semanas ou meses, sentirão que o comportamento diário começa realmente a transformar-se.

Tudo isso "ocorre" sem que para tanto necessitemos de um esforço voluntário especial, visto que as experiências assim realizadas são tão agradáveis e encorajadoras que precisaríamos ser muito obtusos para não tentar reproduzi-las o mais freqüentemente possível. Não será mais necessário encorajá-los a continuar, porque percebem logo onde estão as reais vantagens.

Resumindo, é necessário:
1. Equilibrar os componentes simpáticos.
2. Proporcionar descanso muscular, se se tratar de um hipertônico, ou reforçar a tonicidade, se se tratar de um hipotônico.
3. Eliminar os sinais de distonia, espasmos ou flacidez localizada, geralmente os dois ao mesmo tempo.

É portanto um conjunto de dificuldades extremamente complexas que devemos encarar. Aliás, não é um problema unicamente físico, como demonstraremos mais adiante. Por isso o método do dr. Jacobson, de Nova York, que ensina o relaxamento de cada músculo em separado, é muito unilateral para trazer mudanças reais ao comportamento do indivíduo. Da mesma forma, a ginástica de Mensendieck pode desenvolver o sistema muscular, mas não trará nenhuma vantagem substancial ou durável. Nenhum exercício de ginástica pode atingir o mais profundo da personalidade, onde habitam as causas irracionais que decidem sobre o estabelecimento de nossos comandos nervosos e nosso comportamento.

A distonia muscular pode advir de duas fontes muito diversas. Às vezes ela é indispensável para manter em função uma estática defeituosa, devida a um defeito fisiológico qualquer, como anteriormente tentamos demonstrar. Se pudermos remediar esse defeito, será fácil efetuar a reeducação muscular. A outra fonte liga-se a profundidades tais que não podemos atingi-las diretamente*. No trabalho de Sigmund Freud encontramos esclarecimentos importantes sobre esse problema. Para não alongar excessivamente esse estudo, citaremos apenas a obra de Otto Fenichel,** onde o leitor interessado encontrará detalhes mais amplos. Mencionemos apenas que todo espasmo muscular pode ser um equivalente de ansiedade, e que toda frouxidão muscular pode ser uma recusa de entrar em ação, por múltiplas razões.

Se tivermos que tratar neuroses graves, não poderemos obter alívio sozinhos. Mas causas idênticas podem produzir sobre indivíduos ditos "normais" efeitos análogos em qualidade, apesar de menores em quantidade. Nesse caso, vemos que, tratando a distonia muscular, tocamos seu equivalente psíquico. Insistimos que nunca, nunca mesmo, mencionamos essas correlações a nossos alunos: isso serviria apenas para preocupá-los inutilmente. Mas qualquer um que pretenda ensinar relaxamento deve informar-se sobre esses fatos se quiser evitar os piores desastres.

---

\* Ver Apêndice III, p. 96.
\*\* Ver Otto Fenichel, *Théorie psychanalytique des névroses*, Presses Universitaires, 1955, especialmente a p. 221.

Pode ocorrer que, praticando inocentemente o relaxamento, o aluno que não estiver consciente das verdadeiras causas de sua rigidez chegue a atingi-las através do equivalente muscular. Manifestará angústia e, se apesar disso insistir, terá uma verdadeira catarse, com crise de choro, seguida de intenso cansaço e de uma sensação de alívio até então desconhecida. E, levado por algum desejo imperioso, nos relatará alguma lembrança longínqua, até então reprimida e que ele acreditava esquecida. Será para ele uma libertação, com a qual se comoverá muitíssimo, já que inesperada. Mas seu comportamento e, na maioria dos casos, a saúde melhoram.

Esses fatos pertencem ao campo da "pequena psicoterapia" ou "psicoterapia pragmática". Gostaríamos de dar um aviso a todos os que apreciam o relaxamento. Se quiser praticá-lo sozinho, muito bem! Mas se tiver a intenção de ensiná-lo, é necessário munir-se de uma bagagem psicanalítica substancial. Se não, correrá o risco de se sentir desamparado frente a torrentes de lágrimas, tal qual um aprendiz de feiticeiro frente à onda que ele mesmo provocou.

CAPÍTULO II

# EFEITOS DO TRABALHO DE REEDUCAÇÃO
# SOBRE O JOGO DO MECANISMO HUMANO

## 1. Observações preliminares e contra-indicações

As experiências que descrevemos foram realizadas com alunos adultos, saudáveis, cujos problemas não eram suficientemente intensos nem dolorosos para justificar um tratamento médico.

Não falaremos portanto de ginástica "médica". Nem precisamos dizer que, para as pessoas em tratamento médico, nada fizemos sem antes consultar o profissional responsável e informá-lo dos efeitos de nosso trabalho.

1° Todas as doenças agudas, infecciosas, devem ser excluídas desse tipo de trabalho.

2° É absolutamente indispensável consultar o médico responsável antes de iniciar qualquer trabalho, quando houver seqüelas de doenças ósseas, por exemplo, seqüelas do mal de Pott ou deformidades artríticas. Nesses casos, em geral qualquer ginástica é desaconselhável.

3° Nunca vimos efeitos salutares nos casos extremos de pés chatos (*pes chatos contractus*).

As deformidades causadas pelo raquitismo podem ser melhoradas ou mesmo corrigidas se as condições para o tratamento forem favoráveis. Devemos nos armar de muita paciência e, logicamente, aguardar o fim da fase aguda para intervir.

43

4? As escolioses, quando apresentarem deformidades de costelas, necessitarão de ginástica especialmente adaptada, que deve ser realizada com o controle conjunto do médico competente. Disso não falaremos, porque tal tratamento ultrapassa o objetivo que nos fixamos nesse trabalho. As simples "atitudes escolióticas", no entanto, desaparecerão ao longo desse trabalho não-especializado que propomos.

5? Não conhecemos limite de idade para nosso trabalho. Nossos alunos mais idosos contavam oitenta e oitenta e oito anos. Mas as transformações ocorrem mais rapidamente em indivíduos jovens. Após a meia-idade, vemos diminuir a velocidade de reação de um organismo. Uma jovem de dezenove anos conseguirá em quatro ou seis semanas de trabalho o mesmo resultado que uma pessoa de cinqüenta anos obteria após um trabalho de seis meses ou mais, em condições semelhantes: mesmo número de sessões por semana, mesma intensidade de colaboração, mesmo estado de saúde etc.

Por outro lado, desaconselhamos esse trabalho para crianças pequenas. Melhor seria oferecer-lhes condições de movimentar-se ao ar livre com freqüência. Jogos com bola, corridas, saltos, subir em árvores, nadar, são mais salutares que movimentos de ginástica. Uma criança não se auto-observa; essa preocupação é contrária à sua condição de criança; se a obrigamos a conscientizar-se de si própria, vamos privá-la de sua infância. Em seus jogos existem possibilidades mais eficientes e naturais que "fazer ginástica"!

Além disso, as crianças são incapazes de reconhecer a necessidade de se modificarem. A colaboração do aluno, condição essencial para o sucesso de nosso trabalho, nos faltaria. Apesar da grande maleabilidade do corpo infantil, desaconselhamos esse trabalho para crianças.

Se se quiser combater ou corrigir problemas como nervosismo, incapacidade de concentração, e outros do tipo, adquiridos em parte pela influência do meio, por exemplo, pela atmosfera familiar, aconselhamos um trabalho não com a criança, mas com a mãe. Alterando seu comportamento pessoal, ela poderá fazer muito mais pela criança que o melhor professor de ginástica com suas aulas duas vezes por semana.

## 2. Efeitos sobre o aparelho locomotor

Quando observamos o jogo do mecanismo físico em um indivíduo dito normal, isso é, que não possui nenhuma doença precisa, vemos que uma estreita interdependência rege as compensações de cada movimento, por menor que seja. Se esse jogo de compensações estiver desregulado, levará a uma seqüência de defeitos que exigirão um gasto da energia maior que o necessário para um funcionamento normal. Isso dará origem a um cansaço inútil, facilmente evitável. Em seguida, contribuirá para a deterioração prematura do mecanismo em seu conjunto. Vamos tentar descrever essa interdependência que existe no corpo humano dos pés à cabeça.

## a) Os pés

Quando queremos construir uma casa sólida, devemos realizar fundações impecáveis para que ela permaneça em bom estado por muito tempo. Mas, se na base uma só pedra for mal colocada, a parede que se ergue sobre ela logo se racha, e os prejuízos se farão sentir até o teto.

Já lembramos que as fundações do edifício humano são os pés, e que raramente encontramos pés perfeitos. Com freqüência, esse edifício se desvia da vertical, ou mesmo não consegue atingi-la ao longo de seu crescimento, e no entanto é essa a posição que permite o uso mais racional da máquina humana.

Nosso corpo é submetido a todas as leis da mecânica, mas seus efeitos são muitas vezes perturbados por uma consciência não muito clara. Nós nos "mantemos bem eretos", com "a cabeça bem alta", ao invés de observar uma atitude natural, derivada do livre jogo de todas as partes do corpo. Visto que queremos "fazer melhor", os movimentos tornaram-se angulosos, difíceis e sem naturalidade, não são harmoniosos e criam no observador uma espécie de mal-estar. Observemos os animais selvagens: seus jogos nos causam uma sensação de bem-estar, de liberação, agradáveis de observar*.

É importante, portanto, ocuparmo-nos minuciosamente de nossos pés, porque pés com curvas bem-formadas são condição indispensável para o funcionamento "normal" da estática humana. O leitor apressado pode deixar a leitura desse capítulo para mais tarde. Em nossos cursos, começamos nosso trabalho por essa parte somente quando os alunos sofrem dos pés, porque não se interessariam por eles o suficiente de início. Uma vez mais, deparamos com a grande dificuldade de descrever em fases separadas um trabalho que se faz simultaneamente. O corpo humano é um todo indivisível, e nunca devemos nos esquecer de considerá-lo em seu conjunto.

No tempo certo, tentaremos fazer nossos alunos interessarem-se por seus pés, propondo-lhes gestos simples, mas não usuais. Podemos permanecer de pé sobre um pé só? Sobre a ponta do pé? Podemos fazê-lo com os olhos fechados?

---

* Ver também o ensaio de Kleist, já citado, sobre a graça das marionetes.

Nesse ponto, todos os alunos estão no limite de suas possibilidades! (Que o leitor interrompa aqui sua leitura e faça uma tentativa: o pequeno esforço de levantar-se e tirar os sapatos se justificará pelas experiências que dessa forma se pode fazer por si próprio.) Então as questões se fundem: "Por que não podemos manternos de pé? Precisamos dos olhos para estar em equilíbrio?"

Pouco a pouco os alunos entendem; sobretudo aprendem a registrar suas sensações. Tentamos caminhar com os olhos vendados e encontramos grandes dificuldades. Mesmo sem considerar aqueles que se queixam de se sentirem isolados, que não ousam mudar de lugar, vemos que todos têm dificuldades em orientar-se, embora a sala seja familiar. Sentem-se desamparados, seus movimentos são hesitantes e imprecisos. No entanto, todos nós já vimos cegos circulando na rua, e talvez tenhamos admirado seu porte equilibrado, reto, mas não rígido, e seus gestos fáceis. Portanto, é possível orientar-se no espaço sem a ajuda dos olhos!

Os alunos começam a entender que nossos olhos assumiram funções que cabem a outras partes do corpo, aos pés, por exemplo. Colocando os olhos em repouso forçado, obrigamos os pés a tomarem contato com o chão. Os dedos dos pés recordam-se de que são "dedos" e passam a explorar o que tocam, como os dedos das mãos fariam no escuro. Tentam reconhecer pequenos objetos espalhados pelo chão, delimitar sua forma, seu peso, depois identificar a matéria de que são feitos: madeira, metal, lã, seda etc. Dessa forma, despertam de uma dormência permanente, e, nessas tentativas, se aquecem. Todo trabalho de sensibilização intensifica a circulação sanguínea no local onde é realizado. Dessa forma, após haver superado as dificuldades iniciais, os alunos, momentaneamente cegos, se saem muito bem e tomam um novo contato com o chão.

Após quinze ou vinte minutos, retiramos a venda de seus olhos, e eles têm a sensação de terem "pés diferentes", "pés que se tornaram vivos", dizem eles. Sentem-se em contato com o chão. O andar torna-se leve.

As experiências assim adquiridas através de uma sensibilidade intensificada permanecem extraordinariamente vivas; não precisamos "retê-las", porque não mais serão esquecidas. A surpresa e a alegria de um adulto que "descobre" pela primeira vez seus pés, esquecidos desde a primeira infância, desde os primeiros sapatos, nos fazem lembrar o comportamento de crianças que descobrem algo apaixonante. Através dessas experiências "novas", voltamos à época em que descobríamos o mundo exterior de outra forma, onde tudo era feito pela primeira vez. Podemos então substituir reflexos inconscientes, adquiridos há tempo, por reflexos novos, mais adequados. Reaprendemos a andar.

Durante esse trabalho, os pés não apenas se aquecem, mas de rígidos tornaram-se flexíveis. Os alunos surpreendem-se ao constatar o número de ossos que compõem um pé, as articulações que os unem. Exploram possibilidades motoras das quais não suspeitavam. Os pés se lhes apresentam como uma obra-prima de mecânica de precisão. Passam a interessar-se por eles. A posição de pé, o andar, o salto, lhes propiciam novas sensações; estabelece-se uma relação com o chão que anteriormente mal era percebida.

Procuraremos encontrar qual a posição do pé em relação ao eixo sagital que nos dará maior estabilidade. Se as pontas estão viradas para fora, hábito herdado dos antigos professores de dança, o arco plantar se achata. O peso do corpo não é sustentado pelo ápice do arco, que vai do calcanhar até o segundo dedo; ele é mantido sobretudo pela borda interna do pé, que não é constituída para isso. O osso do calcanhar, o calcâneo, sofre uma torção para o exterior, o osso que o une com a perna, o astrágalo, repousa sobre um plano oblíquo, escorrega para o interior e aproxima-se cada vez mais do chão. O pé se achata. Mas quando os numerosos músculos do pé, grandes e pequenos, são postos em ação, vemos que procuram, através de uma ação conjunta, trazer os ossos deslocados para a sua posição inicial.

Começamos a notar que o pé tem amortecedores para os choques causados pelo andar ou pelo salto; mas esses amortecedores só podem funcionar quando estão bem localizados. O andar, a posição de pé, não são uma carga, mas transformam-se em atividades agradáveis: os alunos procurarão guardar ou recuperar a nova aquisição.

Vemos então pés mudarem definitivamente de forma, e não apenas nos jovens. Eles encurtam, o colo do pé eleva-se, o arco plantar reaparece. Os calçados usados até então, que eram perfeitamente adaptados à forma do pé, ficam muito longos no comprimento e muito estreitos a nível do colo do pé. Se conseguirmos endireitar os dedos dos pés, freqüentemente muito deformados, o arco transverso anterior pode também refazer-se: os pés se afinarão na frente e dançarão no calçado.

Todas essas alterações não serão resultantes da assiduidade em executar os exercícios um certo número de vezes, mas se iniciarão desde que o aluno se decida a fazer de seus pés parte de si próprio, parte viva e sensível ao invés de tratá-los como extremidades inertes, fixa às pernas sem que ela saiba muito bem como nem por quê.

O andar transforma-se igualmente, e outras mudanças ainda surgirão. Com os pés vivos, o aluno começa a sentir o chão que o sustenta. Ele "toma pé", tem "os pés no chão": vemos realizar-se literalmente essas expressões que há muito pertencem à linguagem figurada.

É uma experiência extremamente importante, visto que agora sentimos que temos uma base estável, a partir da qual podemos nos endireitar; percebemos que o corpo humano é submetido à gravidade, como todo os corpos; não mais isolados no universo, somos "como todos os outros", dependentes das mesmas leis naturais.

Se deixarmos que essa atração terrestre atue sobre nós, e não a contrariarmos com um inútil gasto de energia, observamos que as diferentes partes de nosso corpo encontram seu lugar e sua função. Agora, se o aluno fizer esforços para equilibrar-se com os olhos fechados, de pé sobre um só pé, ele pode sentir — e nós o vemos — que esse pé tenta reencontrar sua forma original. Na realidade, essa forma é que lhe dará o melhor rendimento, que manterá sua estabilidade. De passagem, mencionemos que a forma mais adaptada é também a mais bela.

Resumindo, se desejamos conservar os pés em bom estado, é indispensável servir-se deles de acordo com sua estrutura. Frente a deformidades (pés achatados, rebaixados, alargados excessivamente para a frente), uma utilização mais racional os endireitará. Dessa forma, os pés suportarão um maior esforço sem cansaço ou dor.

## b) A posição dos joelhos e a forma das pernas

Muitas mulheres estão descontentes com a forma de suas pernas. De acordo com a anatomia, a mulher tem tendência às pernas em X, e os homens, às pernas arqueadas. A razão seria o ângulo formado entre o corpo e o colo do fêmur, menos aberto na mulher que no homem.

Às vezes vemos que os ossos (fêmur, tíbia ou ambos) não são retos em conseqüência de deformidades raquíticas ou outras. Sem negar que tais fatores desempenhem um certo papel, vemos freqüentemente a forma de uma perna mudar, desde que entrem em ação seus diferentes grupos musculares.

Pernas com ossos perfeitos podem parecer em x quando os músculos adutores e peroneiros estiverem muito desenvolvidos, enquanto os glúteos estão hipotônicos, e o tibial anterior, atrofiado. É esse o caso quando os pés apontam para fora, causando assim o achatamento do arco plantar. Nesse caso, as rótulas estão giradas para dentro, elas "se olham". O exterior das coxas será invadido por celulite, o que acentua o peso das formas.

Uma vez que o arco plantar se endireite, os dois ossos que formam o calcanhar (calcâneo e astrágalo) retomam sua posição normal; os ossos da perna (tíbia e perônio) terão uma melhor base e girarão levemente para fora. O tibial anterior se põe a trabalhar, o que de início causará uma sensação dolorida ao longo da tíbia. As rótulas retornam à posição paralela, olhando direto para a frente. Participam dessa forma do movimento de supinação e se recolocam acima dos pés.

Toda a perna apresenta outra forma: a panturrilha parece haver subido e escorregado para trás, dá a impressão de ter diminuído. O fêmur deve acompanhar o movimento, porque a epífise superior da tíbia que lhe serve de apoio não mais se coloca da mesma forma: os adutores relaxam, enquanto os glúteos se tonificam sucessivamente, desde as camadas superiores até as mais profundas. Se conseguirmos fazer entrar em ação os mais profundos (piriformes etc.), a coxa também melhora rapidamente: o espaço entre as coxas desaparece, os joelhos não mais batem um no outro e o acúmulo de gordura situado acima do joelho tende a desaparecer. Os glúteos diminuirão e se tornarão mais firmes.

Se o aluno conseguir "assimilar", introduzir em sua vida diária a nova forma de utilizar suas pernas, a mudança iniciada se acentuará, a forma das pernas como um todo se tornará cada vez mais normal, cada vez mais bonita.

Quando os músculos estão em plena atividade, não mais toleram depósitos de gordura entre eles e a pele. Por outro lado, grupos musculares até então inativos, ao entrarem em função, repelem, pela sua atividade, a camada gordurosa que os recobre. Essa ação muscular age como uma automassagem. As mudanças de forma que podem aparecer em tão pouco tempo superam em eficiência o trabalho de muitos massagistas. Podemos "medi-las" quando uma bermuda ou uma saia, que eram muito estreitas nos quadris, não mais apertam e podem fechar-se tranqüilamente.

Uma outra mudança se produz no plano sagital (perfil): as pernas não mais terão a forma de "lâmina de espada" desde que cessemos de bloquear os joelhos quando estamos em pé. Se os músculos posteriores do fêmur (especialmente os bíceps crural) entram em ação, será inútil tensionar em excesso os músculos anteriores (em especial o quadríceps). O peso do corpo se repartirá melhor pelo conjunto do pé, não mais nos apoiaremos exclusivamente sobre os calcanhares, o que fará diminuir o ângulo entre o pé e a tíbia e aliviará a carga sobre os joelhos.

Deformidades ósseas devidas a atividades profissionais — citemos apenas as pernas arqueadas dos futebolistas e cavaleiros profissionais — podem endireitar-se desde que a atividade causadora seja interrompida e a motricidade reeducada. Também nesses casos, nem o tratamento passivo (massagens) nem a "ginástica corretiva" podem sozinhos obter o efeito desejado.

c) A articulação íleo-femural, a cintura pélvica e a inclinação da bacia

Acabamos de descrever as alterações que ocorrem nos músculos da coxa quando o joelho se endireita e obriga o fêmur a um leve movimento de supinação (rotação para o exterior). Essa rotação, por mínima que seja, faz girar o trocanter maior para trás. Os músculos glúteos, que unem diferentes locais do fêmur à bacia, tonificam-se, porque são obrigados a sair de sua inércia para manter a nova posição da perna!

Vemos então o volume dos quadris diminuir sensivelmente, às vezes vários centímetros em alguns dias: gordura e celulite dissolvem-se, estimuladas por uma atividade permanente de músculos até então inativos. Os glúteos tornam-se mais firmes, os adutores dos fêmures, com freqüência muito contraídos, relaxam-se até um tônus normal. Essa nova condição influencia as inserções desses grandes grupos musculares na bacia, que com isso modifica seu grau de inclinação, basculando; o púbis sobe, a espinha ilíaca anterior recua; por outro lado, o sacro endireita-se, o cóccix aproxima-se do ânus. Por isso, o músculo elevador do ânus é obrigado a encurtar-se, o que tonifica todo o assoalho pélvico, no qual todos os músculos obedecem a um mesmo impulso.

Dessa forma, desencadeia-se uma transformação vantajosa de toda a base do tronco; descreveremos em seguida as conseqüências, que são da maior importância. Mas antes gostaríamos de dizer algumas palavras a respeito da interdependência que existe entre a forma dos pés e a posição do fêmur em relação à bacia. Essa relação é reversível: não apenas a posição do fêmur é influenciada pela elevação do arco plantar, mas o inverso pode também ocorrer; pés ainda achatados elevam-se automaticamente quando o fêmur se altera.

Em quase todos os casos de achatamento dos pés vemos que os joelhos estão voltados para dentro. Devemos então atacar os dois fenômenos ao mesmo tempo, se desejamos remediá-los rapidamente. No entanto, por razões que já citamos, um esforço da vontade não poderá produzir essa melhora definitiva. Mas se o aluno consegue uma só vez *sentir* o grande alívio que traz uma boa divisão do peso do corpo, ele não mais se contentará com aquilo que até então considerou "normal"; usando todos os meios colocados à sua disposição, ele procurará conservar esse bem-estar, e, se perdê-lo, procurará reencontrá-lo. Como estamos longe dos "exercícios diários"!

O aluno se aplicará voluntariamente porque se sente agradavelmente aliviado; além disso, sua atenção não será solicitada muito tempo, porque na maioria dos casos a transformação é bastante rápida. Uma vez assumidos os novos hábitos, o mecanismo se restabelece em novas bases; não mais precisamos nos ocupar dele.

Vamos descrever as transformações sucessivas que se desencadeiam no corpo inteiro, de baixo em cima, por segmentos, cada um resultante da precedente. O corpo edifica-se sobre novas "bases" como uma planta que cresce. Para transformar um dorso, todo o tronco deve contribuir incluindo os órgãos internos. É por isso que optamos pela descrição em segmentos horizontais.

## d) A coluna vertebral lombar e o ventre

Desde que se eleve o eixo de inclinação da bacia, novos grupos musculares são atingidos e devem modificar seus reflexos. Trata-se agora de todos os abdominais, assim como o conjunto dos músculos dorsais que se inserem no sacro e na borda da bacia.

Os abdominais são obrigados a firmar-se, porque seus dois pontos de inserção, o bordo anterior da bacia e as costelas flutuantes, aproximam-se. Sua atividade, de agora em diante intensificada, trará uma influência benéfica sobre o conteúdo do ventre, que receberá automaticamente uma massagem ininterrupta. Essa dedução foi confirmada por numerosas observações*.

Toda a porção inferior dorsal também é colocada em movimento. A cintura pélvica endireita-se e o sacro readquire uma posição mais próxima da vertical. A base em que se apóia a coluna vertebral modifica sua posição; a quinta lombar será obrigada a acompanhar o movimento, iniciando uma rotação em torno de um eixo frontal, e as vértebras sobrepostas devem segui-la.

Se havia uma lordose excessiva, ela diminuirá rapidamente. Se a região inferior do dorso (os rins, como é normalmente chamada) estiver "rígida", ela se descontrai, visto que seus músculos são obrigados a alongar-se, porque seus pontos de origem e de inserção, as últimas costelas, o bordo posterior da bacia e toda a região inferior da coluna vertebral, se distanciarão. As "dores nos rins", se devidas a contrações excessivas dos músculos lombares, tenderão a desaparecer.

Portanto, a coluna lombar alonga-se. Nós a ajudaremos a atingir seu comprimento real através de movimentos de estiramento e extensão. Assim, as vértebras distanciam-se umas das outras, deixando um maior espaço entre si. A pressão que exercem sobre os discos intervertebrais diminuirá proporcionalmente, e eles poderão recuperar a elasticidade e reparar os danos sofridos; alcançarão sua altura real e, através de sua nova posição, ajudarão na manutenção da coluna vertebral. Os riscos de hérnias de disco diminuirão. Se realizarmos esses alongamentos frente a uma tela de raios X, poderemos ver os discos ganharem de um a dois milímetros de altura; podemos até ver que os discos que têm um lado achatado por uma pressão assimétrica,

---

* Para maiores detalhes, ver capítulo III.

especialmente nas atitudes escolióticas, recuperam uma forma simétrica se os tecidos ainda forem jovens e não estiverem muito prejudicados.

Observamos tais efeitos do alongamento se produzirem até o comprimento normal em pessoas que já passaram dos quarenta ou mesmo dos cinqüenta anos. É inútil lembrar que esse alongamento ocorre em detrimento da espessura. Se ao mesmo tempo reeducarmos os abdominais oblíquos externos e internos, podemos obter diminuições sensíveis da cintura, de seis a dez centímetros de uma semana para a outra, geralmente de forma definitiva, como muitas vezes pudemos constatar.

Essa diminuição fará desaparecer a barriga excessiva: em primeiro lugar, ela é aspirada pelo alongamento da cintura; em segundo, a ação combinada dos quatro grupos de abdominais até então inativos fará desaparecer o depósito adiposo excessivo sob a pele. Mais adiante examinaremos o efeito desses reajustes no conteúdo da cavidade abdominal: 1º) digestão; 2º) eliminação renal; 3º) função das glândulas supra-renais; 4º) ovários.

Quando a coluna lombar se alonga e atinge seu comprimento real, os desvios laterais (atitudes escolióticas) leves desaparecem. As verdadeiras escolioses apresentarão um melhor terreno de ação para tratamentos específicos. O alongamento, no entanto, não será suficiente para influenciar as gibosidades das costelas; a técnica da "respiração local" é mais adequada nesse casos.

A circulação melhora em toda a região inferior do corpo desde que a lombar cesse de pressionar, por sua curva excessiva, a aorta e a veia cava inferior, no local preciso de sua bifurcação. Alguns resultados rápidos e duráveis foram observados por nós no tratamento de hérnias de disco através de movimentos de alongamento, às vezes mesmo com supressão imediata da dor. O número de casos que observamos não é, no entanto, suficiente para que tiremos conclusões gerais.

e) A coluna vertebral dorsal e a caixa torácica

Os efeitos dos alongamentos ganham importância e amplitude, propagando-se ao longo da coluna dorsal.

Quando uma pessoa arqueada se endireita, a alteração é mais espetacular para os que a cercam do que a simples perda de um ventre volumoso; sua aparência exterior muda.

Esse resultado era desejado e esperado pelo aluno; no entanto, outras modificações inesperadas aparecem mais tarde. Mas, antes que ele as perceba, é preciso que elas cheguem a um certo estágio e se estabilizem. Os que o cercam hesitarão ainda mais em reconhecê-las abertamente. Vivendo todo o tempo com ele, seus próximos freqüentemente não terão o distanciamento necessário para perceber modificações. Gostaríamos de falar aqui sobre o comportamento psíquico*.

Ao alongar-se, a coluna dorsal ganha uma maior mobilidade. Da mesma forma que os discos da coluna lombar, os discos dorsais ganham em altura, aumentando o espaço entre as vértebras. Estas, por sua vez, podem executar pequenos movimentos de rotação nos três planos — horizontal, frontal e sagital — até que eventuais desvios se transformem novamente em ondulações fisiológicas.

Esse endireitamento e essa maior mobilidade da coluna dorsal não tardarão em modificar a função das articulações costo-vertebrais, que também recuperam um movimento mais amplo. Através disso, toda a caixa torácica recuperará um máximo de flexibilidade, característica dos jovens, que habitualmente não se conserva além dos trinta e cinco anos.

Com muita precaução, tentaremos estimular a função respiratória para que ela possa tirar proveito das vantagens que lhe são oferecidas; é assim que a modificação poderá transformar-se em estado habitual. Daí em diante, as costelas poderão elevar-se mais durante a inspiração e abaixar-se mais durante a expiração; através dessa ação mais ampla, os movimentos respiratórios se tornarão mais potentes. *Enfim, o indivíduo respira*; ele toma o tempo necessário para respirar e sente-se bem. Com freqüência, os alunos reconhecem que isso lhes acontece pela primeira vez na vida! É também o caso do astênico, que não sabe desdobrar os pulmões para enchê-los, e do indivíduo de peito estufado, que os mantém dilatados e não sabe esvaziá-los.

A sensação de alívio produzida por experiências desse tipo é suficientemente potente e nova para atrair a atenção consciente. A expressão do rosto modifica-se, torna-se mais aberta. Os traços relaxam-se, as rugas esticam-se: ganhamos um ar mais jovem. Se houver cansaço, mesmo muito intenso, ele desaparece.

Todos os alunos que freqüentam aulas à noite têm a mesma experiência: chegam do trabalho exaustos às seis ou sete horas, desejando apenas uma coisa: deitar-se. Mas nunca se deitam no início de uma aula. Uma hora mais tarde, quando partem, o cansaço desapareceu e todos se sentem prontos para um programa.

A experiência de reencontrar sua respiração é certamente a que melhor demonstra a estreita interdependência entre o físico e psíquico: pode produzir modificações de comportamento. Assim que ela for realizada várias vezes, que o aluno aprender a registrar conscientemente as modificações físicas que ocorrem, nós nos aplicaremos a

---

* Ver, mais adiante, neste capítulo: "Efeitos sobre o psiquismo".

tornar conscientes suas reações respiratórias e seu mecanismo. Nós o ensinaremos a servir-se delas. Essas reações, de início reflexas, se tornarão voluntárias: podem reproduzir-se "sob comando", sem perder nada de seu efeito salutar. Quando o aluno aprender a utilizá-las, tem em mãos a alavanca mais eficaz para educar-se sozinho. Se ele pode e quer aplicá-la, certamente terá sucesso.

A coluna dorsal e as costelas melhoraram seus movimentos, a amplitude respiratória aumentou. O esterno é levado no movimento: ele se eleva, sobretudo em sua parte superior. Os reajustes efetuam-se habitualmente de baixo para cima. Quando chegam à região da primeira vértebra dorsal e da sétima cervical, a primeira costela é tocada em sua junção com a coluna: ela sai de sua imobilidade e eleva-se. Como suporta a clavícula, essa também é elevada, e os ombros caem para trás. Os braços, que pelo seu peso impediam até então a elevação do peito, agem subitamente em sentido inverso: seu peso agora ajuda a levar os ombros para trás e a alargar o peito, ajustando o dorso. O aluno experimenta então um grande alívio: "É como se me houvessem retirado um peso muito pesado", ele nos diz. O busto parece mais largo, a linha dos ombros é menos caída, mais horizontal, e as omoplatas não são mais salientes (como asas); apóiam-se contra o dorso em toda a sua largura.

Os músculos que unem a omoplata ao tronco e ao braço saem de seu sono e retomam normalmente o trabalho, tornando-se mais firmes, e sua ação faz desaparecer rapidamente os depósitos gordurosos acumulados pela inércia precedente.

Os grandes músculos profundos do dorso, situados ao longo da coluna vertebral, são também alcançados por essa nova atividade. Todo o dorso se tonifica. Torna-se vivo, sensível. A circulação melhora, a pele rugosa e fria torna-se lisa e quente. A região central do dorso não é uma "zona ingrata", como diz o dr. de Sambucy; ela comporta-se como qualquer outra, desde que não seja atacada com extrema violência, como mobilização forçada, barra de ferro etc.

De passagem, observemos a atividade do ápice dos pulmões, ou melhor, observemos a inatividade. Nem 5% dos seres humanos respiram utilizando os pulmões até em cima; os outros contentam-se com uma forma de respirar que mal chega do nível das clavículas. Daí as "saboneteiras", pequenas reentrâncias acima das clavículas, que comprometem qualquer decote. No mesmo instante em que o ar aspirado atinge o ápice pulmonar, as "saboneteiras" preenchem-se: não é necessário um raio X para constatá-lo. Mas se tivermos o trabalho de radiografar um grande número de indivíduos ditos "normais", podemos ver que quase todos apresentam ápices pouco claros.

Não é portanto surpreendente que os bacilos de Koch prefiram implantar-se em locais "mal arejados", que nenhuma corrente de ar perturba. Acreditamos que esse fato pouco reconhecido seja o responsável pela freqüência de focos tuberculosos na região superior dos pulmões. Se nos déssemos o trabalho de ensinar aos jovens uma respiração mais ampla, poderíamos evitar que muitos deles se transformassem em pensionistas de sanatórios e perdessem longos anos da vida curando uma doença que poderia ter sido evitada. Nem falemos do custo social!

## f) A coluna cervical e o pescoço, a postura da cabeça

Tendo endireitado a coluna vertebral até a base do pescoço, o aluno sente que a parte cervical deve acompanhar o movimento, que a cabeça é mal sustentada: "Não sei mais como manter a cabeça", ele nos diz, "ela pesa muito e me incomoda".

A cifose dorsal é habitualmente compensada por uma lordose cervical, que se torna incômoda quando o dorso se endireita. Mas os músculos da nuca estão freqüentemente tensos e encurtam o pescoço, reduzindo sua mobilidade. O aluno está tão habituado a essa situação que não pode alterá-la sem ser ajudado.

Primeiro tentaremos dar uma idéia do peso de uma cabeça humana: é interessante notar que a maioria calcula esse peso entre um e dois quilos. Pediremos então que elevem a cabeça de um outro aluno deitado. Em seguida, nós lhe solicitaremos que deixe cair sua cabeça para a frente, abandonando-a tanto quanto possível: ela ficará cada vez mais pesada. Uma tração de vários quilos será assim exercida sobre a nuca; se esta estiver extremamente contraída, esse procedimento pode de início ser doloroso. Devemos proceder com muita cautela para evitar dores de cabeça. Pouco a pouco, os músculos da nuca começam a ceder: o pescoço alonga-se. Nós o endireitamos o mais lentamente possível, começando pela base do pescoço, recolocando as vértebras cervicais, uma a uma, na vertical; a cabeça se elevará em último lugar para que possa agir como contrapeso.

Um achatamento das últimas vértebras cervicais C6 e C7, em especial, pode pinçar as raízes dos nervos radial e braquial, causando dores vivas nos ombros e braços. Essas dores podem irradiar-se até o polegar e o dedo mínimo; com freqüência nós as qualificamos como "neurites", mas são evidentemente refratárias a qualquer tratamento com vitamina B.

Se, por outro lado, conseguimos alongar, descomprimir a coluna cervical em sua base, vemos que essas dores cessam imediatamente. Se o aluno conseguir manter esse "alongamento", libertar-se-á de uma vez por todas.

Quando a cabeça é elevada, não volta a estar como antes. A nível subjetivo, o aluno sente que cresceu, mas objetivamente vemos que o pescoço alongou-se, os músculos descontraíram-se levemente, permitindo aos discos intervertebrais ganhar em altura. Podemos observar a pele do pescoço: de enrugada fica lisa, o platisma se estira. Quando o alongamento chega ao aparelho cérvico-craniano, o "queixo duplo" e a "bochecha caída" começam a diminuir; se continuarmos esse trabalho durante alguns dias, desaparecerão por completo.

Dessa forma, as primeiras vértebras são menos comprimidas umas contra as outras; a cabeça ganha em possibilidades motoras. Podemos notá-lo propondo ao aluno que olhe por sobre o ombro antes e depois do trabalho: poderá girar a cabeça mais longe para trás após os alongamentos de nuca. Nos três planos*, os movimentos de rotação são mais amplos; os movimentos pequenos são agora possíveis, visto que os músculos obedecem aos menores comandos. As duas primeiras vértebras, que só podem obedecer a impulsos muito delicados, são assim mobilizadas. Até a direção do olhar muda, porque a perspectiva mudou.

Se uma sensação de peso e fadiga aparecem na nuca e nos ombros, fazemos com que desapareça com uma leve massagem. Os músculos da nuca e do ombro, enfim descontraídos, parecem despejar na circulação sanguínea todos os resíduos químicos acumulados pela sua hiperatividade, que a circulação, agora mais ativa, eliminará rapidamente.

Nos alunos que se queixam de dores de cabeça freqüentes, empregaremos a mesma técnica. Quando podemos afastar as etiologias habituais — constipação, fígado, deficiências visuais ou óculos mal adaptados, diabetes —, resta uma certa categoria de dores de cabeça persistentes, devidas a espasmos de pequenos vasos sanguíneos externos ao crânio. Com freqüência, são agravados pela crispação habitual de toda a musculatura da nuca e dos ombros, que pinça as veias jugulares.

Massageando a borda dos ombros, assim como a nuca, como acabamos de descrever, conseguimos na maioria dos casos relaxar

---

*Plano frontal: rotação em torno de seu eixo produz o movimento de afirmação ("sim").

Plano vertical: rotação em torno de seu eixo produz movimento de negação ("não").

Plano sagital: rotação em torno de seu eixo produz o movimento de dúvida ("quem sabe?").

É evidentemente impossível fazer movimentos combinados — circulares ou outros.

os músculos crispados e restabelecer uma circulação normal: as dores de cabeça cessam instantaneamente. Evidentemente, é indispensável que o aluno continue a respirar normalmente para assegurar o esvaziamento daquilo que estava transbordando. Se ele cessasse a respiração conseguida, uma estase venosa se produziria, e não poderíamos obter o efeito desejado.

Uma vez superada a onda de cansaço, permanece uma sensação de leveza e frescor, que subsistirá enquanto subsistir o alongamento. Mas o aluno tentará sempre reencontrá-la, e depois guardá-la cada vez mais facilmente. Notará quão sutil e perfeito é o aparelho sustentador da cabeça: essa pesada massa é mantida por dois pequenos suportes para que uma grande mobilidade seja assegurada — uma verdadeira obra-prima de precisão mecânica!

Encontrando seu lugar, a cabeça não pesa mais sobre a laringe: a voz fica mais sonora. A tireóide é mais alimentada pela circulação, suas veias e artérias não são mais estranguladas pelo peso da cabeça: congestões podem desaparecer, o pescoço se afina. Podemos mesmo observar em alguns casos uma melhora da memória, uma facilidade de associação de idéias: pensamos que isso também se deva a uma melhor circulação sangüínea.

g) Conclusão

Seguindo o jogo do mecanismo de baixo para cima, pudemos constatar a que ponto todas as suas partes são interdependentes. As correlações segmentares parecem mais íntimas que aquelas que sofrem diretamente a ação da atração terrestre, ou as correlações das diferentes regiões entre si. Por exemplo, podemos influenciar a posição de uma vértebra e ao mesmo tempo o par de costelas que dependem dela ou a posição da coluna lombar e do ventre, mas jamais "o dorso" ou "os ombros" isoladamente.

Devemos então aprender a ver, pensar e agir de acordo com o plano segmentar, que é o da estrutura embriológica de todos os animais, a partir dos vertebrados. As denominações anatômicas empregadas no ensino da fisioterapia e da educação física dissecam o corpo de forma puramente descritiva, sem levar em conta o funcionamento fisiológico ou os "revezamentos" musculares.

Se dermos a cada parte do corpo a possibilidade de exercer normalmente sua função, veremos sua forma modificar-se na maioria dos casos, sem "exercícios especiais". No entanto, é ineficaz, portanto inútil, querer "endireitar um dorso" ou "corrigir um pé chato" abandonando o resto à sua própria sorte: nem os procedimentos ativos (ginástica corretiva ou médica), nem os passivos (massagens, coletes, suportes, mesa de tração, quiropraxia), podem obter resultados duradouros.

Antes de tratarmos dessas questões, resta-nos seguir os efeitos, fisiológicos e outros, de nosso trabalho de reeducação.

### 3. Efeitos sobre os órgãos internos

Falamos de forma detalhada sobre o mecanismo motor; queremos agora examinar as modificações que nosso trabalho traz para o mecanismo dos órgãos internos.

Aproximando-nos da concepção naturista, pensamos, como L. Corman, que o médico jovem teria necessidade de "uma educação especial do sentido da visão" para aprender a reconhecer os indivíduos sadios e os sinais característicos da saúde, antes de estudar os doentes e as doenças. Após ter aprendido a discernir as causas e condições do aparecimento das doenças, ele estaria apto a preveni-las.

É a esta "educação especial" que gostaríamos de trazer uma pequena contribuição, por modesta que seja.

*O sistema respiratório* — Após ganhar seu ritmo pessoal e sua amplitude normal, o movimento respiratório assim modificado transforma-se em causa de modificações ulteriores. As reações desencadeadas, umas devido às outras, de início contribuirão para melhorar a forma da caixa torácica. Alguns procedimentos técnicos e manipulações nos ajudarão a aprofundar esses resultados; mencionemos sobretudo a possibilidade de estimular localmente o pulmão, para incitá-lo a desdobrar-se numa região precisa, a fim de "esculpir" a caixa torácica de acordo com necessidades individuais.

Antes de aplicar tais procedimentos, é indispensável assegurar-se da perfeita saúde dos pulmões; nos casos em que pode haver um foco infeccioso ativo, desistimos de qualquer tentativa de intensificação até a cicatrização completa. Observando as necessárias precauções, nunca tivemos acidentes lamentáveis, como aquele ocorrido com três jovens atletas que se encontravam, por assim dizer, curados: após exercícios respiratórios, uma cicatriz voltou a abrir-se no tecido pulmonar, provocando a disseminação de germes bacilares por via sanguínea, levando à morte três meses depois, por um processo tuberculoso generalizado.

O tecido pulmonar, extremamente delicado, não suporta inspirações brutais nem as prolongadas retenções de ar que com freqüência lhe são impostas: os alvéolos estouram, a superfície respiratória diminui. O efeito é oposto ao que procuramos! Queremos então, uma vez mais, aconselhar a todos os que trabalham no ensino de uma "melhor" respiração — sobretudo às crianças — que abandonem os métodos que empregam violentas e profundas respirações voluntárias: disso nada de bom resulta; ao contrário, freqüentemente ocorrem problemas irreparáveis. Aqueles que se interessam por detalhes técnicos encontrarão no final desse livro um certo número de indicações bibliográficas.

Tentamos sempre proceder da seguinte forma: estimular a respiração espontânea através de alongamentos ou movimentos do tronco que solicitem um maior aporte de ar. Vemos que o aluno necessita de um momento de espera entre cada movimento respiratório; é por isso que deixamos a cada um o cuidado de encontrar seu próprio ritmo, sem jamais indicá-lo. Dessa forma, evitamos as lesões alveolares e a falta de ar. A respiração amplia-se muito mais que através de procedimentos mais enérgicos, e é tão mais agradável! A idéia de que é necessário sufocar para aprender a respirar, e de que é preciso sentir-se exausto após uma "boa" sessão de educação física, está entre os preconceitos que esse estudo gostaria de ajudar a destruir.

Mas para que nossos esforços para melhorar a respiração sejam coroados de sucesso, devemos antes de mais nada assegurar-nos de que o nariz esteja bem permeável. Todos sabem que devemos respirar apenas pelo nariz, a fim de aquecer, purificar e umedecer o ar. Mas poucos sabem que a respiração nasal é necessária para um desenvolvimento suficiente da parte superior da caixa torácica. O ar inspirado pela boca não pode entrar no lóbulo superior do pulmão: ele o preenche do meio para baixo. O primeiro passo na reeducação respiratória consistirá em manter a boca fechada. Se houver qualquer obstrução no nariz, devemos retirá-la. O desvio do septo nasal, ao contrário, só deve ser corrigido em casos extremos.

Podemos assim evitar muitas crises asmáticas, e veremos também diminuir os resfriados — sobretudo se certas regras de higiene forem respeitadas.

Resta-nos assegurar que o diafragma execute bem o seu trabalho de músculo respiratório. Ao contrair-se, ele aplana-se levemente e provoca uma chamada de ar na base do pulmão. Ao mesmo tempo, exerce uma leve pressão sobre os órgãos que recobre — fígado, estômago, baço, intestinos — e efetua uma massagem suave permanente sobre o conteúdo do ventre. Ao relaxar-se, recupera sua forma anterior — mais ou menos a de um prato fundo de boca para baixo —, ajudando assim o pulmão a esvaziar-se em sua base. A cada inspiração o ventre aumenta ligeiramente sob pressão do diafragma, retornando à sua posição inicial na expiração. Podemos observar essa "ondulação respiratória" da barriga em todos os quadrúpedes em repouso, em todas as crianças saudáveis e na maioria dos adultos. Mas existem desafortunados que *apren-*

*deram* a contrair esse movimento natural. Existem mesmo professores de educação física, *em escolas públicas*, que defendem que o ventre deve se contrair quando inspiramos e relaxar quando expiramos! Se as crianças aprenderem essa lição, certamente estarão destruindo sua saúde.

Felizmente, em geral as crianças têm bons instintos, que lhes evitam tais erros. Mas entre os adolescentes, vemos regularmente três ou quatro em cada cem praticarem essa "respiração paradoxal". Se questionados, a maioria de nossos alunos dizem de início que "na inspiração tudo se eleva, portanto o diafragma se eleva também". É o que dizem ter aprendido. Felizmente, a maioria não estabeleceu a relação entre esse saber livresco e sua própria respiração, com o que talvez tivessem percebido que sua ciência não corresponde aos fatos. Mas um pequeno número, talvez mais consciencioso que os outros, tentou colocar em prática com sucesso a lição aprendida! Os resultados não tardaram: a circulação tornou-se deficiente, o diafragma, assim contrariado, fica cada vez menos ativo; não mais exerce sua massagem sobre os órgãos do ventre; o fígado se congestionou e a constipação se instalou de forma permanente.

Para resolver esses problemas, será necessário reeducar a atividade do diafragma.

Esses fatos mostram claramente o papel primordial da função respiratória: se ela funciona, tudo funciona. Cada uma das contrações do diafragma aspira o sangue para a caixa torácica, aliviando assim a circulação como um todo.

A influência de uma estadia em uma região alta de montanha é bem conhecida para os anêmicos: o papel principal é o da respiração; ela é estimulada pela rarefação do ar. A taxa de hemoglobina no sangue subirá rapidamente — isso significa que o sangue, contendo mais glóbulos vermelhos, pode transportar mais oxigênio, e os tecidos de todo o corpo se regenerarão melhor. O mesmo efeito pode ser obtido na planície: respirando mais, nos sentiremos bem.

O trato digestivo poderá desempenhar melhor o seu papel. O intestino será mantido no lugar pela reeducação da lordose lombar e pelo fortalecimento da parede abdominal: com a ajuda do diafragma, os movimentos peristálticos serão cada vez mais regulares. O estômago se descontrai; cãibras e queimação se produzirão cada vez menos. Conhecemos muitas pessoas que se livraram de problemas de estômago, freqüentemente antigos, pelo restabelecimento da função respiratória. Pelos mesmos meios superamos as constipações crônicas, estabelecidas há dezenas de anos. O intestino é uma das três vias de eliminação. Se conseguirmos vencer a constipação, o corpo libera-se todos os dias de detritos que, sem isso, permaneceriam no interior do corpo, constituindo uma fonte de auto-intoxicação e irritação contínua, facilitando as aderências pós-operatórias. Podemos também ativar o trabalho de eliminação dos rins. Desde que a região lombar relaxe, os rins começam a esvaziar o excesso. É possível que a elevação do púbis libere os ureteres até então pinçados, e uma maior quantidade de líquido possa ser lançada pelos rins. Talvez o simples relaxamento de um espasmo de esfíncteres produza tal efeito: nunca aprofundamos a questão, mas observamos o fato todos os dias. Retenções de líquido podem ser evitadas em alguns casos. A eliminação de uréia será mais completa: isso aliviará os artríticos.

Os desvios do útero, principalmente a retroversão, podem às vezes ser acidentalmente constatados durante um exame ginecológico realizado por outras razões; podem existir sem conhecimento da mulher que os apresenta. Nesses casos, não deveremos intervir cirurgicamente.

Em outros casos, podem causar "dor nos rins", dores na menstruação e até esterilidade. (Pelo menos é essa a impressão da medicina clássica.) Insistimos no fato de que, mesmo nesses casos, um tratamento reeducativo apropriado deveria sempre ser tentado, antes de uma cirurgia. Podemos evitar a operação e fazer desaparecer as dores subjetivas em quase todos os casos; conhecemos mesmo um certo número de mulheres nas quais o ginecologista pôde constatar que o útero se descongestionou e endireitou "espontaneamente".

Enfim, intensificaremos o trabalho de eliminação da pele. Alguns alunos dizem que nunca transpiram, e que estão satisfeitos com isso. Chamaremos a atenção para o papel da pele como órgão de eliminação. Sugerimos banhos de vapor, e em alguns casos meios mais racionais de higiene diária...

Muita gente tem horror à água fria. Apesar de não sermos fanáticos pela aplicação de água fria, podemos constatar diariamente que o uso de água quente faz muito mal: a pele fica flácida, enrugada e perde com a elasticidade a capacidade de reagir contra as intempéries: de onde numerosos resfriados, gripes, anginas etc. Tentaremos pacientemente explicar a nossos alunos que podemos evitar essas doenças através de um cuidado adequado da pele.

Eles nos escutarão com um pequeno sorriso cético. Não pedimos que nos acreditem, mas que façam uma tentativa na estação mais quente. Não dizem nada, mas no verão seguinte tentarão. Verão então — como outros que fizeram a experiência antes — que podemos na realidade evitar resfriados. Entre os alunos antigos os casos de resfriados são praticamente nulos.

Embora não possamos afirmá-lo com certeza, parece-nos que as glândulas de secreção interna aproveitam-se também da melhora geral. Já falamos da tireóide. As supra-renais parecem trabalhar melhor quando a região se relaxa. Vimos melhorar estados de extrema lassidão devidos a uma pressão sanguínea muito baixa, que se elevou sem outra medicação. Imaginamos que a mudança se deva a um aumento de atividade das supra-renais, consecutiva ao relaxamento muscular. Para os ovários, podemos ser mais categóricos. Topograficamente, encontram-se próximos ao músculo ileopsoas. Se este se aquecer por um trabalho intenso, os ovários se beneficiarão. Serão mais alimentados pela circulação sanguínea, intensificada em toda a região inferior do corpo. Não é raro vermos jovenzinhas chegarem para trabalhar conosco um pouco gordinhas, despenteadas, nada femininas; em alguns meses, uma verdadeira transformação se opera: ficam vaidosas, afinam, não parecem mais as mesmas: os ovários funcionam melhor.

Para completar nossa lista, mencionaremos o fígado, o baço e o pâncreas: como poderiam não se beneficiar da ação intensificada do diafragma? Conhecemos, aliás, uma técnica respiratória que permite descongestionar imediatamente o fígado inchado.

## 4. Efeitos sobre o psiquismo

Já mencionamos rapidamente as relações entre a respiração e o psiquismo. Voltemos a isso mais longamente.

Melhorando o conjunto de sua atitude física, o indivíduo se sentirá mais à vontade; ficará mais calmo, se cansará menos. É o timbre de sua voz que anunciará a mudança ocorrida. Ficará mais sonora, menos aguda, baixando vários tons. Provavelmente o relaxamento do pescoço dará mais "espaço vital" à laringe, e permitindo às cordas vocais alongarem-se até seu comprimento normal. A voz é a ligação material mais sutil entre nós e aqueles que nos cercam; as reações deles se modificará, portanto. A impressão que o indivíduo causa em seu meio familiar e profissional será diferente; ele se integrará mais facilmente em qualquer meio e será mais sociável.

Ao iniciar sua reeducação física, ele não havia imaginado essa possibilidade, mas acabará por perceber os resultados. Essas observações não tardarão a aumentar sua confiança, e seu trabalho sentirá os resultados.

Evidentemente, a nova atitude resultará da modificação sofrida por seu psiquismo. Os sábios do Extremo Oriente sabem há milênios que podemos agir sobre o psiquismo modificando a atitude física; desenvolveram para tanto uma ciência muito sutil. Para nós, ocidentais, esse fato é novo e surpreendente, porque até hoje só conhecíamos a "educação física", que nunca tentou atingir o mental.

Para consegui-lo, deveremos desde o início despertar o interesse do aluno, "prendê-lo". Se ele se interessar por aquilo que dissermos, não mais terá necessidade de "concentrar-se" em nossas palavras. Muitos são os alunos que nos dizem de início que "não sabem se concentrar"; de certa forma, é a doença de nossa época. Digamos de passagem que os programas de rádio e televisão fazem o possível para que desaprendamos o exame profundo de um assunto: fixamos nossa atenção sobre uma certa matéria, os minutos são contados, não temos tempo de conceber uma idéia pessoal sobre aquilo que ouvimos e o programa já mudou. Se quiséssemos educar o público para ser mais superficial, não poderíamos fazê-lo melhor.

Muitos alunos nos dizem que só conseguem fazer suas lições com a televisão ligada — que grau de atenção podem prestar a seus deveres e aos programas? Para remediar essas dificuldades, inventaram os "exercícios de concentração". É o que há de mais aborrecido e inútil: aprendemos a nos "concentrar" sobre a "concentração" (porque queremos fazê-lo), mas isso de nada nos servirá para nossas outras ocupações (porque elas não nos interessam)!

Interessado dessa forma, o aluno estará atento ao que dissermos ou mostrarmos: condição prévia para o sucesso. Tentamos evitar o máximo possível a palavra "concentração", porque para a maioria ela é sinônimo de "crispação", a tal ponto que são incapazes de relaxar uma região sobre a qual sua atenção é fixada. Nesses casos, somos obrigados a um procedimento indireto: se quisermos que relaxem a região lombar, solicitaremos um movimento que tonifique a região inferior do ventre! O estímulo dos abdominais leva a um relaxamento, "por um ricochetear" da região por nós visada; a atenção do aluno se volta para a região conscientemente trabalhada, e o relaxamento não será impedido pelo excesso de concentração. Queremos alargar a região superior do peito e soltar os peitorais? Solicitamos um trabalho de aproximação entre escápula e coluna etc.

O que queremos obter é um estado de atenção calma, receptiva. A concentração trará, através da contração que sempre a acompanha, um bloqueio circulatório que produz sensação de frio, enquanto o interesse que dedicarmos à mão, por exemplo, a aquecerá, produzindo uma dilatação dos vasos que permite maior afluxo sanguíneo.

Como é mais fácil estar atento a alguma coisa em movimento que a alguma coisa imóvel, chamaremos a atenção em primeiro lugar para o movimento respiratório. Se se tratar de crianças irrequietas, pediremos que façam bolhas de sabão! É um excelente meio de obter expirações completas em tranqüilidade. Ou então solicitaremos malabarismos: tudo que de longe se relacione com malabarismos necessita, para ser bem-sucedido, de uma respiração muito calma; é aliás, apaixonante, tudo se move da forma mais inesperada! Dessa forma

63

vemos crianças que são consideradas incapazes de se concentrar, permanecerem longo tempo ocupando-se de algo que lhes interessa.

Tendo reencontrado a calma, a atenção receptiva e a confiança em si, o aluno saberá dirigir-se na vida; resta-nos ensiná-lo a manter a mudança obtida. Nós nos aplicaremos agora a fazê-lo entender o que lhe aconteceu, a fim de que esteja apto a repetir as experiências quando quiser. Ele aprenderá que podemos sair de um estado de depressão ou angústia colocando completamente em marcha o mecanismo respiratório: angústia e bloqueio respiratório sempre andam juntos; não podemos sair voluntariamente de um estado de angústia — mas podemos respirar! Quando dissermos isso pela primeira vez, ele nos olhará com ar incrédulo. Mas nós lhe diremos que é preciso tentar, e não acreditar cegamente!

Após um tempo de hesitação mais ou menos longo, ele acabará por tentar e se convencerá de que isso é perfeitamente possível. Perderá então a apreensão de ver-se caindo em estados de angústia ou depressão: estará a ponto de sair deles. Viverá cada vez menos horas de desencorajamento, que não mais terão influência sobre ele.

Tendo ganhado coragem, sua atitude mudará: o alto do peito, sede da coragem de acordo com os antigos, se elevará. Pode ser que ele nos deixe nesse momento, para sozinho experimentar o que aprendeu conosco. Às vezes, volta ao cabo de um ou dois anos, para solicitar uma informação complementar sobre um ponto preciso.

No entanto, podemos constatar que as vantagens adquiridas, um pouco inconstantes durante o primeiro ano de trabalho, não se perdem em seguida. As longas férias de verão, que interrompem o trabalho regular durante três ou quatro meses, nos permitem constatar na volta que a maioria dos alunos mantiveram as melhoras conquistadas ao longo do ano anterior.

CAPÍTULO III

# OS RESULTADOS

## 1. A modificação do estilo de vida

Tentaremos transmitir a nossos alunos algumas regras de higiene diária a fim de aumentar a eficiência de nosso trabalho. Aceitando mudar certos elementos de seu estilo de vida, verão melhorar sensivelmente seu rendimento geral.

As medidas que tomaremos são destinadas a prevenir tudo o que pode ser contrário à boa saúde, atingindo aspectos os mais diversos. Concernem principalmente, além da regulação intestinal e respiratória, à dietética, aos cuidados diários com a pele, e sobretudo às condições de repouso noturno.

Já falamos detalhadamente da importância da reeducação respiratória e seus resultados, indicando os meios para chegarmos a vencer a constipação crônica. Não voltaremos mais a esse assunto. Em dietética, tentaremos despertar o instinto alimentar, sufocado de hábito desde a infância, que é o guia individual mais seguro em matéria alimentar. Esse instinto, se não é desviado por um excesso de gula, uso abusivo de temperos etc., saberá indicar a cada um exatamente aquilo de que necessita, sem possibilidade de erro; é suficiente nos darmos ao trabalho de ouvi-lo.

Ele nos colocará em guarda contra certos procedimentos industriais que dão aos produtos alimentares uma apresentação e um gosto excelentes, trazendo prejuízos a nosso estado geral. Ele nos indi-

65

cará como adaptar nossa alimentação às exigências do dia-a-dia. Assinalemos aqui os esforços que a AFRAN — Associação Francesa para uma Alimentação Normal —, presidida pelo professor Joannon, tem realizado para advertir o grande público sobre os perigos que o ameaçam nesse campo.

Então, insistiremos sobretudo na qualidade do alimento. Em seguida, talvez seja necessário reduzir a quantidade dos alimentos; a maioria das pessoas come em demasia, sobretudo quando são atraídas pela qualidade da cozinha.

Um organismo normalmente alimentado deve dispensar regimes. Manterá o mesmo peso seja qual for a composição de sua refeição, porque eliminará tudo o que não lhe for indispensável.

Pensamos também que é péssimo ler durante refeições, assim como comer rápido demais, sem mastigar suficientemente. Os sucos que permitem uma digestão completa só serão secretados pelo estômago e intestino se saborearmos plenamente nossas refeições (Pavlov). Para aproveitar bem nosso alimento, temos necessidade de uma boa dentição; isso nos levará a insistir sobre a importância de um controle dentário regular; uma dentição defeituosa pode transformar-se na primeira causa de uma doença de estômago (úlcera, por exemplo).

Ensinamos a nossos alunos os princípios que os guiarão em suas refeições; será necessário levar em conta a idade, o sexo, o trabalho profissional, a estação, e sobretudo o temperamento e as necessidades pessoais. Os ''prazeres da mesa'' e as exigências do paladar não são guias seguros; se os escutarmos com muita freqüência, fora dos dias de festa, podem induzir-nos a erros.

Uma alimentação racional evitará indigestões, mal-estar devido a mau funcionamento do fígado; solicitada normalmente, a ''máquina digestiva'' funciona normalmente. O que pode parecer uma privação nos poupará momentos e mesmo dias desagradáveis.

Os alunos freqüentemente nos pedem conselhos a respeito de ''celulite'' ou excesso de peso. É impossível dar respostas gerais sem conhecer as causas precisas que originaram o problema. É também perigoso seguir um regime sugerido por pessoas mais ou menos competentes, sem supervisão médica. Em cada caso, é necessário verificar os menus, para constatar se a alimentação não é excessiva. Se não o for, devemos verificar outras causas possíveis — problemas endócrinos, psíquicos, retenção de água por disfunção renal — antes de darmos conselhos úteis. Se se tratar de ''adiposidades'' bem localizadas e circunscritas, poderemos culpar a distonia dos músculos subjacentes: eles estão inativos; se entrarem em ação, a gordura será rapidamente eliminada.

Nesses últimos casos, uma massagem local do tecido conjuntivo, segundo E. Dicke, pode prestar excelentes serviços para a mobilização desses tecidos. Essa massagem ajudará a expulsar o excesso de líquido, e a gordura "derreterá" mais rapidamente. As regiões de aponeurose do sacro, do bordo posterior da bacia, do "triângulo lombar", continuando lateralmente até o trocanter maior, estão sujeitas a dores difusas, especialmente na menopausa. E. Dicke e H. Leubé descreveram como essas regiões se cobrem facilmente de uma camada adiposa muito dolorosa ao toque. Nos parece que há uma propensão a esse estado em pessoas de tendências artríticas. Através de massagem adequada podemos trazer alívio imediato em tais casos; em algumas sessões, podemos fazer desaparecerem adiposidades instaladas, tendo o cuidado de ativar em seguida os músculos subjacentes para impedir uma recidiva*.

Esses cuidados devem ser tomados especialmente antes do período climatérico; cuidando da circulação sanguínea nos membros inferiores e na região inferior do ventre, evitaremos os problemas físicos e psíquicos que esse período normalmente produz.

Para a higiene da pele empregaremos sobretudo meios naturais, tão caros para os antigos: água, ar, luz, calor e frio. Tentaremos transmitir bons hábitos cotidianos: evitar o uso excessivo de água quente, habituar a pele ao ar e à luz. Lembraremos os benefícios e os malefícios dos banhos de sol, o efeito vitalisante da luz solar, produtora de vitamina D, os melhores procedimentos para adquirir resistência às intempéries. Será útil habituar-se a escolher as roupas de acordo com o tempo, e não se vestir sem olhar o termômetro colocado fora da casa. Facilitaremos dessa forma o papel regulador de nossa epiderme, evitando a transpiração excessiva ou calafrios. Por essa razão, resistiremos mais facilmente aos resfriados, anginas, bronquites, gripes etc. Se adquirirmos uma infecção qualquer, saberemos reagir: não cairemos gravemente doentes e poderemos curar-nos mais rapidamente. Às vezes as antigas técnicas ditas "de derivação" podem ajudar muito. Uma sudorese ou um purgativo, aplicados no momento exato, ajudam o organismo a liberar-se rapidamente de impurezas que o ameaçavam. Evidentemente, é menos cômodo que engolir umas pílulas, mas a capacidade de defesa do organismo aumenta, enquanto as pílulas proporcionam apenas um tratamento sintomatológico.

Entre os órgãos que estabelecem nossa comunicação com o mundo exterior, o primeiro lugar cabe aos olhos. Estão em atividade o dia todo, com exceção de algumas horas de repouso noturno. Após um trabalho ininterrupto durante todo o dia, com freqüência ainda lhes pedimos um tempo de leitura na cama, embora a posição

---

\* Ver Apêndice, caso n.º 2.

deitada seja particularmente fatigante para o trabalho de adaptação. Os músculos internos do olho, responsáveis por esse trabalho, chegam a um estado de tensão permanente, para cuja eliminação o repouso noturno é insuficiente: acordaremos "com olheiras".

Proporemos então um relaxamento especial para os olhos: nós os fecharemos e tentaremos criar uma obscuridade completa com a ajuda das mãos (*Palming*, ver Huxley, 1ª parte). Instalados em uma posição confortável, sentados ou deitados, com a cabeça apoiada, tentaremos "relaxar os olhos" e "por assim dizer fazê-los entrar na cabeça". Aguardaremos que as impressões visuais que persistem após o fechamento dos olhos se acalmem e que tudo se torne escuro. Se abrirmos os olhos em seguida, constataremos que tudo parece mais claro, as cores são mais brilhantes, o mundo mais bonito. A perspectiva ganhou em profundidade; a acomodação se faz melhor. Recomendamos esse "relaxamento ocular" nos momentos perdidos do dia, especialmente após período no cinema ou antes de dormir; a noite será mais repousante, os olhos se abrirão com mais agrado pela manhã.

Se tivermos que remediar problemas sérios de voz (voz rouca, voz que se cansa facilmente), o relaxamento geral com freqüência será insuficiente. Insistiremos, nesse caso, após controle laringológico, em uma empostação correta da voz. Bem colocada, ela é um fator da maior importância para as vibrações sutis de ressonância de todo o corpo. Aplicando as mãos a qualquer local do corpo, mesmo fora da caixa torácica, podemos sentir vibrações causadas por cada som proferido, mesmo sem elevar a voz. Existe toda uma terapêutica baseada nas vibrações produzidas pelo canto; é uma ação tonificante que a medicina contemporânea deixa de empregar, mas que pode nos prestar grandes serviços. Visto que temos a nosso alcance esse meio simples de produzir vibrações saudáveis, por que utilizamos o ultrasom, cujas vibrações não estão na escala do organismo humano?

É igualmente possível afinar o olfato: desde que abandonemos o hábito da inspiração forçada, que irrita as mucosas do nariz, nos tornaremos muito mais sensíveis aos odores e perfumes. Isso parece indicar que o ar inspirado sem esforço preenche mais completamente o nariz e atinge assim o nervo olfatório. Não saberíamos provar esse fato, mas o constatamos repetidas vezes.

O papel do repouso noturno é recuperar a energia gasta no dia anterior. A julgar pelas aparências, ele nem sempre atinge seu objetivo. Sabemos repousar? Sabemos acabar com a fadiga acumulada? Quando chega a manhã, estamos tão dispostos quanto o pássaro que canta? Quanto a flor que se abre? Poderíamos estar, se nos interessássemos, um pouco que fosse, pelas condições sob as quais realizamos nosso repouso.

Às impressões resumidas no nº 27 da revista *CEMEA*, juntemos alguns detalhes. Dirigindo uma vez mais nosso olhar para as plantas e animais, vemos que cessam toda atividade ao cair da noite, com algumas exceções: morcego, coruja, rouxinol e os felinos que caçam à noite, quando a presa dorme. Todo os demais regulam sua atividade de acordo com a duração do dia. Mais longo no verão, o dia se encurta cada vez mais com a aproximação do inverno. Alguns animais dormem durante todo o inverno, até o retorno dos dias mais longos. E nós, o que fazemos?

Como toda a nossa vida vegetativa, nossos hábitos de repouso perderam qualquer relação com a natureza ambiente. As facilidades do conforto moderno, a luz elétrica em particular, nos tornam independentes do ritmo solar. É uma vantagem indubitável, mas a trepidação da vida moderna nos incita com freqüência a ultrapassar os limites normais de atividade diária; ainda estamos em ação quando chega a hora de deitar, e, com o auxílio de excitantes, reduzimos cada vez mais o tempo destinado ao repouso e à recuperação das forças. Uma "boa" xícara de café, alguns cigarros ajudarão a passar "um mau momento"; com isso, estaremos tão bem despertos que não mais conseguiremos dormir; então é melhor fazer vigília!

"Quantas horas de sono seriam necessárias?", perguntam-nos freqüentemente. De acordo com o antigo provérbio, "*septem horas dormire, satis juvenique senique*"; sete horas de sono deveriam ser suficientes para jovens e idosos, seria uma boa média. Devemos considerar a idade (as crianças têm maior necessidade de sono que os adultos) e as estações (no verão a necessidade de sono diminui). Nossa vida, porém, nos inclina para hábitos opostos: longas vigílias no inverno, repouso no verão. Devemos também insistir no ritmo da noite. O nervo vago (parassimpático) predomina antes da meia-noite; o simpático, da madrugada até o meio-dia. As horas que antecedem a meia-noite propiciam pois um sono mais profundo, no qual nos recuperamos melhor; seria necessário que nossas sete horas de sono começassem bem cedo para que repousássemos suficientemente. O sono prolongado pela manhã não substitui jamais as horas de sono de antes da meia-noite, e nos deixará cansados e com a cabeça pesada. Concluímos que não podemos sair todas as noites impunemente, nem inverter o ritmo do dia e da noite sem prejuízo para o equilíbrio nervoso e a qualidade do trabalho.

A qualidade de nosso sono dependerá essencialmente de nosso estado nervoso no momento de deitar. Se tomarmos o cuidado de relaxar antes de ir para a cama, fazendo um esforço mental para cessar as preocupações do dia, para de alguma forma "desligar o botão", encontraremos rapidamente um sono tranqüilo. Mas, se continuamos a pensar em nosso trabalho e em nossas preocupações depois que nos deitamos, o "filme da imaginação" continua a girar e nos impede de encontrar o sono.

A decisão de parar de pensar ao deitar pode parecer difícil de início. É mais um hábito a ser mudado, mas que mudança saudável! Liquidaremos dessa forma todo o cansaço acumulado e iniciaremos o dia seguinte em plena posse de nossas faculdades. Aqueles que dizem que só podem trabalhar bem tarde da noite não conhecem um sono reparador nem um despertar completo; necessitam de excitantes para conservar a forma e não estarão prontos para o trabalho antes das dez da manhã. Não é surpreendente que seu organismo se desgaste prematuramente.

A qualidade da cama tem uma importância fundamental. Não deve ser mole demais: os colchões de crina são preferíveis aos colchões de lã; os colchões de penas de antigamente devem se evitados, porque impedem a pele de respirar. Pela mesma razão, a coberta de lã é preferível ao acolchoado de penas. Se tivermos frio nos pés, a melhor solução será aquecê-los antes de deitar com banhos quentes, envolvê-los, se necessário, mas não utilizar bolsa de água quente. Dessa forma o sangue "reaprenderá" a circular e evitaremos longas horas de insônia causadas pelos pés gelados. A bolsa de água quente é uma solução fácil que nos custará uma circulação cada vez mais deficiente. Os cobertores elétricos, último grito do conforto, são realmente perigosos, porque, após um bem-estar inicial, terminarão por tornar-nos cada vez menos resistentes ao frio, e a pele perderá a capacidade de reagir às alterações de temperatura. Ficaremos mais suscetíveis aos "golpes de ar", aos resfriados, às intempéries. Para facilitar nosso sono, a posição deve ser antes de mais nada confortável. É preferível manter o corpo esticado do que dobrado, porque assim o sangue circula melhor e cumpre mais rapidamente sua tarefa de regeneração dos tecidos. Pela mesma razão, é preferível dormir com a cabeça baixa do que apoiada em vários travesseiros, exceção feita logicamente aos cardíacos. A posição de barriga para baixo deve ser aconselhada em casos de retroversão do útero, porque ajudará o órgão a encontrar sua posição normal e facilitará a descongestão.

Vamos resumir citando a prescrição de Buda a seus discípulos: "Adormeça sobre o lado direito e acorde sobre o lado esquerdo, porque assim fazem os leões". Essa observação dos grandes felinos mostra-nos que estes se guiam melhor que nós por seus instintos, mesmo no que diz respeito ao sono. Essas posições facilitam a passagem do alimento através do trato intestinal: o estômago para a primeira parte da noite, o intestino para a segunda!

Apesar dessas precauções, devemos evitar jantares pesados tarde da noite. A refeição noturna deve ser leve, e tomada cedo o bastante para que a digestão esteja bem avançada quando formos para a cama; caso contrário, o repouso noturno sofrerá.

"Saber repousar" é então uma arte útil, porque assim veremos desaparecer cada vez mais facilmente o cansaço acumulado durante dias muito carregados e longos. Quando estivermos em plena posse do que gostaríamos de chamar "técnica do repouso", uma surpresa nos aguarda como recompensa: veremos diminuir nossa necessidade de sono! Chegaremos a um repouso completo, sem "restos de cansaço", em seis horas. Mesmo cinco horas e meia podem ser o bastante no verão. Recuperaremos assim o tempo que acreditávamos perdido deitando-nos muito cedo, e estaremos em melhor forma para o aproveitarmos plenamente. Repousados, com a cabeça livre e um bom dia pela frente, o trabalho será seguramente de melhor qualidade. E que satisfação poder acordar sozinhos, sem esse instrumento de tortura que é o despertador!

## 2. *Prevenção de doenças banais*

Nossas experiências demonstraram que é possível elevar o "patamar de saúde" a um nível superior.

Resfriados, gripes, crises de fígado fazem-nos perder muito tempo. Mesmo não tendo que ir para a cama, nossas capacidades e o rendimento de nosso trabalho diminuem. É portanto importante nos libertarmos o mais rapidamente possível dessa sujeição às doenças banais, hoje consideradas inevitáveis.

Como já dissemos, a respiração *nasal*, o aumento da resistência e uma higiene vestimentar racional nos evitarão precisamente resfriados e anginas. O corpo saberá evitar os germes infecciosos que tentam instalar-se. Os micróbios não mais encontrarão o terreno que lhes permite invadir o organismo e causar doenças devidas ao "frio": otites, sinusites, laringites, traqueítes, bronquites, congestões pulmonares, assim como nefrites e endocardites após anginas. Os bacilos de Kock se implantarão menos facilmente em pulmões bem aerados em todas as partes.

A *circulação sanguínea assim ativada* facilitará o trabalho do coração e prevenirá em certa medida o infarto, as varizes e outros "acidentes da circulação"; os tecidos de todo o corpo serão mais irrigados e tenderão menos ao acúmulo de gordura. Os órgãos internos, especialmente o fígado e as glândulas de secreção interna, poderão realizar suas funções sem impedimentos. Nós nos sentiremos melhor.

A ação do diafragma, aliada a uma dieta racional, evitará crises de fígado e permitirá ao intestino funcionar regularmente; o peso permanecerá o mesmo sem nenhum tipo de regime, porque o corpo saberá eliminar tudo o que for supérfluo. A assimilação dos alimentos é mais completa quando o indivíduo tem o hábito de respirar profundamente, fazendo diminuir a quantidade de alimento necessária para que o organismo se sinta satisfeito. Os intestinos sobrecarregam-se menos, a digestão será mais rápida, gerando menos cansaço após as refeições. Os movimentos peristálticos permanentes impedirão a formação de aderências no ventre, com freqüência dolorosas e rebeldes a tratamento.

A capacidade de resistência geral às infecções aumenta; dessa forma, evitaremos mais facilmente as doenças infecciosas inevitáveis e não mais teremos as complicações que podem agravar uma doença inofensiva, nem febres prolongadas que enfraquecem e retardam o restabelecimento do organismo.

Os problemas de ordem reumática e artrítica — de início dores, posteriormente deformidades — instalam-se geralmente em locais mal utilizados. Músculos insuficientemente ativos são com freqüência dolorosos ao toque; eles serão os primeiros a se ressentirem de manifestações reumáticas. As lombalgias manifestam-se nos músculos profundos do dorso, que, já contraídos, não mais conseguem relaxar, mas que, se reeducados, impedem qualquer recidiva de lombalgia. As dores artríticas do quadril, ombro, joelho e pé permitem sempre reconhecer abusos do jogo mecânico. A articulação é utilizada de forma irracional, trabalhando em excesso ou insuficientemente, e nos dois casos deteriora-se e transforma-se em terreno favorável à doença que fatalmente se instalará.

Quando as articulações funcionam com perfeição, a predisposição hereditária à doença subsistirá sempre, mas só causará problemas benignos, que tratamentos médicos adequados poderão remediar. Nesses casos, curas termais trarão resultados espetaculares, freqüentemente definitivos.

Nossa "máquina física" será preservada de um desgaste prematuro; funcionará em perfeito estado por tanto tempo quanto quisermos mantê-la.

Entre quarenta e cinqüenta anos situa-se o período em que as forças começam a declinar sensivelmente; é o *Lebenswende* de C. G. Jung. Se soubermos defender-nos e manter-nos, esse período chegará mais tardiamente e não sofreremos a decrepitude que normalmente acompanha a velhice. Ao contrário, a velhice será uma conclusão, o ápice de onde poderemos contemplar com serenidade o caminho percorrido. Teremos o prazer de atingir o objetivo que nos fixamos, meditar sobre os grandes problemas que nos ocupam. Poderemos ver "nossos filhos e os filhos de nossos filhos", como nos diz a Bíblia, e tomar parte de seus primeiros sucessos na vida. Provavelmente provocaremos neles a vontade de nos pedir conselho e escutar-nos, o que seguramente é o desejo de todas as pessoas idosas! Mas os jovens têm um instinto muito seguro para reconhecer a vida que foi um sucesso e que se impõe por si; fugirá de qualquer pessoa que tente guiá-los sem dar o exemplo. No Extremo Oriente, todo defensor de uma doutrina ou filosofia deve ser o exemplo vivo do que prega; caso contrário, não será ouvido. Acredito que esse costume seria recomendável a nós, ocidentais, e ajudaria a resolver muitos problemas.

### 3. A melhoria do rendimento

O resultado do que dissemos até aqui é que nosso rendimento melhorará. A qualidade de nosso sono será melhor, repousaremos mais rapidamente. Logo cedo, acordaremos por completo: não perderemos mais as manhãs! Teremos aprendido a relaxar, aliviaremos nosso corpo, que se cansará menos rapidamente; produziremos um trabalho de boa qualidade em menos tempo, porque uma máquina bem conservada funciona com rendimento total.

Teremos mais lazer, e, além de nosso trabalho, poderemos realizar coisas das quais gostamos e para as quais nunca tínhamos tempo!

Visto que sabemos reagir melhor aos fatores externos que nos ameaçam (frio, micróbios etc.), cairemos doentes menos freqüentemente e nos curaremos mais rapidamente. Quanto tempo ganho!

O trabalho de reeducação que propomos anima um instinto que procura preservar-nos do que é nocivo. Age em matéria alimentar, fazendo-nos dar preferência ao alimento que nos convém; pode liberar-nos de uma excessiva dependência do álcool e do tabaco. Conheci um bom número de fumantes que *esqueciam* seus cigarros, "porque respirar transformara-se em um prazer maior que fumar". Não mais suportamos um alimento excessivamente condimentado, porque o paladar refinou-se. Nunca consumiremos alimento de qualidade duvidosa, não nos empanturraremos com um prato bem preparado até o fim para "não desperdiçar" comida, porque sabemos que uma eventual indigestão pode nos custar bem mais caro. Observamos também uma maior sensibilidade a medicamentos: o corpo reage com a metade ou um quarto da dose prescrita. Aliás, o uso de medicamentos em geral se reduz e limita-se aos casos graves, o que evitará a sobrecarga dos rins, encarregados de eliminar a maioria das substâncias medicamentosas.

Enfim, saberemos nos poupar de emoções inúteis. A agitação, a procura de emoções, a inquietude sentimental, presa favorita de cartazes cinematográficos e de um certo tipo de imprensa, não influenciarão um ser equilibrado e são. Pudemos observar freqüentemente que esse desperdício de forças nervosas, muito menos fruto de um temperamento rico e generoso do que o testemunho da profunda inquietação de um indivíduo privado de satisfações e sem resistência. A emotividade doentia leva à insônia; com o tempo, reduz nossa capacidade de viver felizes. Procuremos não desperdiçar nosso capital de forças ativas, para que ele esteja disponível quando realmente tivermos necessidade dele.

### 4. O efeito formador da função

O jogo do mecanismo humano torna-se cada vez mais "normal": ele funciona sem entraves. Paralelamente, vemos a forma mudar de aspecto, tornar-se mais satisfatória, mais bonita.

A forma de um organismo depende principalmente de duas séries de fatores. Primeiramente, de sua estrutura, seu arcabouço, condicionado por fatores que antecedem o nascimento. A contribuição da hereditariedade é invariável; são os materiais de construção que devem ser empregados da melhor forma, mas não podem ser modificados. Os fatores desfavoráveis que agiram durante a vida intrauterina — falta espaço, má posição, malformações eventuais — deixarão também uma marca indelével, na medida em que afetaram a estrutura óssea.

Esse segundo lugar, devemos considerar a contribuição do meio — clima, alimentação, hábitos familiares, educação —, que age sobre a criança e mesmo sobre o adolescente. Mas desde que a criança estabeleceu seus reflexos condicionados, é a utilização cotidiana, os hábitos adquiridos, que começam a exercer sua influência. Poderão, então, determinar a forma, não da estrutura óssea, mas do relevo muscular, disso que Corman chama "o modelado".

A utilização psíquica que o indivíduo fará de seu "instrumento", isso é, sua psicomotricidade, dependerá em grande parte de uma emotividade mais ou menos evoluída. Essa será responsável pela expressão do rosto, por rugas, gestos desastrados, angulosos, assim como pela facilidade de movimentos. Comprovamos que existe um meio mais eficiente que os tratamentos de beleza para fazer desaparecer as rugas e embelezar o rosto.

A forma física que o indivíduo tiver esculpido durante sua segunda infância e adolescência será a expressão fiel de toda a sua personalidade. Seus pensamentos e atos estarão inscritos nela, assim como suas sensações e tendências, mesmo inconscientes, porque essa forma é obtida por ação constante de suas atitudes sobre o aparelho motor. Podemos afirmar que a forma física simboliza a atitude psíquica. Já não se falou sobre a "cifose de humildade" ou "lordose de arrogância"?

O indivíduo causará então uma impressão, determinada de antemão, sobre as pessoas que encontrar. Sua expressão, sua atitude, nos darão uma primeira impressão dele antes que ele possa dizer ou fazer qualquer coisa. Porém, sejamos muito cuidadosos antes de formar uma opinião definitiva. O conjunto da forma humana é determinado sobretudo pela "face posterior" — nuca, dorso, lombar — e por uma pequena parte daquilo que temos diante dos olhos: rosto, peito e ventre. Assim sendo, corremos o risco de negligenciar elementos essenciais se nos apressarmos a dar uma opinião antes de observar um indivíduo de costas, lado bem mais revelador que aquele que ele nos apresenta.

O dorso é guarnecido de músculos potentes, que permitem ao ser humano a posição em pé. Esses músculos prendem-se todos à coluna vertebral, ou lateralmente, junto da articulação costo-vertebral. Sua estrutura, assim como a das costelas e da coluna, lembra que o homem se desenvolve, antes do nascimento, a partir de um ser segmentado.

Se realmente quisermos compreender uma postura, será necessário considerá-la por segmentos. Devemos igualmente proceder por segmentos se quisermos modificar uma postura habitual. Consideremos ao mesmo tempo ventre e lombar, ou o dorso e o peito, por exemplo, ao invés de trabalhar separadamente o dorso, o ventre etc.

Uma forma bela e equilibrada requer o desenvolvimento harmonioso de todas as suas partes. Não conhecemos, então, "zonas ingratas", mas apenas regiões negligenciadas, pouco ou quase nada atingidas pela sensibilidade da pessoa (exemplo: pés, meio das costas). Essas regiões desempenham o papel de parentes pobres na vida do conjunto. Não apenas são pouco sensíveis, mas encontram-se mal irrigadas pela rede sanguínea. As trocas ocorrem de forma imperfeita; as adiposidades se formam e são rebeldes, não cedem com regime algum. A massagem conseguirá fazê-las desaparecer temporariamente, mas elas reaparecerão se cessarmos de aplicá-la. Por outro lado, se nos dermos o trabalho de reeducar a sensibilidade nesse local, veremos depósitos gordurosos desaparecerem e a forma normalizar-se rapidamente.

Tais zonas pouco sensíveis destróem com freqüência a harmonia de um conjunto bem-proporcionado. Por quê? Como elas se constituem? Não poderíamos impedir que se estabeleçam? Estão com freqüência situadas em regiões que não temos sempre frente aos olhos: pés nos calçados. Muitas vezes, não podemos nem mesmo vê-las (diferentes regiões do dorso, nádegas), a não ser adotando medidas especiais. São necessários ao menos dois espelhos para que possamos nos ver de costas! Longe dos olhos, longe do coração. A circulação pouco ativa torna-as frias ao toque. Não estão presentes em nosso espírito nem em nossa imaginação. São muitas vezes "zonas proibidas", "tabus", no sentido psicanalítico. Saem dessa forma das regiões governadas pela consciência. Quantas vezes nossos alunos, surpresos ao verem a região posterior das coxas, o tamanho das nádegas, exclamam: "Mas isso tudo não sou eu!" Temos observado que uma tal conscientização é sempre seguida de uma melhora da forma incriminada. Poderíamos tentar uma explicação interpretando os fatos observados por J. H. Schultz.

O interesse assim despertado fará com que o aluno realize um esforço voluntário para obter a mudança desejada. Não queremos levantar aqui o problema insolúvel do livre-arbítrio e do determinismo; como dissemos com freqüência, a função respiratória oferece uma alavanca ao mesmo tempo potente e agradável a quem quiser se dar o trabalho de educar-se. Vimos inúmeras vezes a forma melhorar após a reeducação da função. Foram essas observações que sugeriram a dedução de que uma forma defeituosa podia ser devida ao mecanismo defeituoso de grupos musculares. Essa ação defeituosa sempre terminará por afetar a articulação colocada em movimento: de onde vem ela?

Uma outra série de observações permitiu descobrir que um bom número de deformações, talvez a maioria, estão ligadas ao psiquismo. Se este estiver também traumatizado, a melhor das reeducações físicas não conseguirá corrigir a deformidade correspondente. O indivíduo tem "complexo de inferioridade"? Não conseguiremos jamais fazê-lo adotar a postura de um indivíduo seguro; sentirá que ela não lhe é conveniente e não poderá conservá-la (caso n.º 3 do Apêndice). Se, por outro lado, o trauma foi resolvido, a mudança poderá efetuar-se rápida e completamente e será definitiva, porque o indivíduo a sentirá como algo natural e agradável. "Sinto-me melhor assim", diz ele. Reencontrará espontaneidade e comodidade (casos n.º 4 e 5). A antiga forma, vazia de sentido e antiquada, transforma-se em uma nova forma, mais adequada às atuais exigências do indivíduo.

Pensamos que é inoportuno postular uma "inferioridade constitucional", porque tal constatação paralisa a vontade do indivíduo ou, pior ainda, produz uma hipercompensação. Que poderíamos con-

76

tra uma hereditariedade muito carregada? Quando, por outro lado, compreendemos que podemos empreender por nós mesmos algo que pode remediar um estado insatisfatório, recuperamos a coragem e o gosto pela ação; temos vontade de tentar algo. A "constituição" é modificável até certo grau. Através de medidas como as mencionadas no capítulo III-1, podemos tornar o "terreno" mais resistente.

Observamos uma série de casos em que a melhoria subjetiva era indubitável (casos n? 6,7,8). O médico responsável pôde também constatá-la. No entanto, o radiologista nos escreveu que a deformidade era sempre bem visível, "sempre presente, apesar de não agravada". Devemos concluir que a forma muda com a função, mas não ao mesmo tempo que ela? Segue menos rapidamente a modificação iniciada? Não saberíamos responder a essas questões, visto que nossas observações interromperam-se com a partida de nossos clientes, que se sentiam muito melhor.

CAPÍTULO IV

# ANALOGIAS E DIFERENÇAS EM COMPARAÇÃO COM O TRATAMENTO PSICANALÍTICO

Nosso trabalho tem certas relações estreitas com o tratamento psicanalítico, tanto em seus contrastes quanto em seus paralelismos. A principal diferença origina-se de nosso campo de aplicação, muito mais extenso. Enquanto a psicanálise é indicada para doentes portadores de neuroses constituídas, a reeducação e a psicomotricidade convêm aos casos mais leves, muito mais numerosos (*Rand Neurosen*), que podem dispensar uma análise completa. É a eles que se destina a "pequena psicoterapia" ou "psicoterapia pragmática", praticadas nos Estados Unidos, que lhes trazem benefícios satisfatórios. No entanto, nas neuroses constituídas, esse método só pode ser utilizado como coadjuvante, ou às vezes como algo destinado a abreviar a análise indispensável. Abordando os espasmos e a respiração bloqueada dos neuróticos, facilitaremos o relaxamento e, em seguida, as "associações livres". Através de uma melhora física geral, que interessa sobretudo ao sistema gastrointestinal, circulatório e endócrino, ajudaremos o doente a reduzir as síndromes fisiológicas e suas dificuldades.

As analogias encontram-se nas modalidades do trabalho que oferecem um certo número de paralelismos bem delimitados:

1º A duração do tratamento não pode ser antecipadamente fixada. Não podemos de início dizer que tempo será necessário para obter o efeito desejado.

79

2? O indivíduo se transforma: não permanecerá como era antes, ou como no início do trabalho.

3? Professor e aluno devem colaborar voluntária e honestamente. O professor sozinho, ou contra o aluno, não poderá realizar nada.

4? O trabalho não é acessível a todos. Um certo nível intelectual é necessário para entender os procedimentos.

5? O ensino pode e deve prever problemas físicos, que podem aparecer posteriormente e podem ser devidos a uma hereditariedade carregada ou a uma utilização errônea de seus meios físicos. Uma ação profilática com freqüência consegue evitá-los.

6? Algumas atitudes habituais simbolizam algumas atitudes psíquicas; já demos alguns exemplos disso. Transformando-as, tornamos flexível o mecanismo psíquico correspondente. Se a atitude for apenas o resultado de um estado psíquico passado, ela evoluirá rapidamente.

7? Podemos conservar a flexibilidade e a disponibilidade das forças vitais do indivíduo bem além da idade habitual; podemos recuar ou até mesmo evitar a alienação dos velhos.

8? *Last but not least*: os fenômenos de transferência e resistência que em geral se produzem são análogos aos que se manifestam durante a análise; reduzi-los e dissolvê-los é indispensável ao sucesso.

É sobretudo por essa última razão que preferimos o trabalho em pequenos grupos de cinco a oito alunos ao trabalho individual. Isso nos permite lutar mais eficientemente contra a fé cega de nosso paciente e demonstrar-lhe que os resultados adquiridos não são fruto da sugestão, da auto-sugestão ou de sua própria imaginação, mas pertencem à ordem dos fatos reais, visíveis aos olhos de todos.

# CONCLUSÃO

Uma experiência de quarenta anos provou-nos que é possível reeducar a psicomotricidade de um indivíduo. Ele pode adquirir e elaborar melhores reflexos condicionados, o que modificará seu comportamento. Sem atacar as dificuldades psíquicas subjacentes, podemos atenuá-las e com freqüência liquidá-las. Sua existência anterior só passa para a consciência após seu desaparecimento, que é sentido como um alívio inesperado.

Utilizamos sobretudo técnicas baseadas na respiração, no repouso (relaxamento) e na flexibilidade, que permitem um melhor rendimento tanto no plano físico quanto no psíquico, a prevenção das doenças banais, a melhoria da forma física.

Esses resultados provam uma vez mais que a entidade humana não pode dividir-se em Psique e Soma; para uma transformação duradoura, devemos engajar o ser psicofísico inteiro.

O indivíduo é indivisível. Se consentir em servir-se de todas as suas possibilidades, conseguirá realizar-se e viver com um comportamento perfeitamente adaptado.

Se você estiver interessado neste trabalho, assinalamos que, com o objetivo de assegurar sua continuidade, existe a Associação dos Alunos da Dra. Ehrenfried e praticantes de Ginástica Holística.

29, rue des Îles
F 94100 Saint-Maur-des-Fossés
Tel. (1) 48-89-26-66.

APÊNDICES

# OBSERVAÇÕES

Para ilustrar este estudo, tiramos de nossos prontuários um pequeno número de observações, a título de exemplos.

### Caso n.º 1

Uma jovem mãe de três filhos nos solicita que cuidemos de seu filho de nove anos. "Ele é muito tímido, é ansioso", diz ela. Ela própria parece tímida e inquieta. O menino está sobrecarregado de deveres escolares. Nós lhe explicamos que seria mais proveitoso que ela freqüentasse os cursos, para tomar contato com o trabalho e poder em seguida transmiti-lo a seu filho, evitando assim um deslocamento duas vezes por semana. Ela concorda, inscreve-se no curso e passa a freqüentá-lo regularmente.

Cinco meses mais tarde, ela nos diz espontaneamente: "Meus filhos dizem que estou mais calma. Grito menos, me irrito menos. A atmosfera melhorou muito".

Reeducando a mãe e não a criança, demos aos efeitos do trabalho uma maior amplitude, que de alguma forma beneficiou toda a família.

### Caso n.º 2

Uma mulher em período próximo à menopausa vem à aula

queixando-se de dores violentas, que se localizam na borda posterior da bacia e prolongam-se até a região do trocanter maior. Diz estar sentindo a dor há dois dias: "Começou sem razão aparente; não estou gripada, nunca senti isso antes". Realizamos uma massagem, um amassamento profundo, sobre a região dolorosa, três vezes durante a sessão. As dores diminuíram de intensidade; finalmente cessaram e nunca mais reapareceram.

### Caso n.º 3

Uma mulher jovem, de cerca de trinta anos, nos procura a conselho de uma amiga. Tem um dorso curvo e gostaria que fosse ereto, nos diz ela. É uma angustiada que ainda não conseguiu resolver suas dificuldades.

Ela não vem regularmente às aulas; não pratica nossos movimentos em casa. Não coopera muito. No entanto, um dia encontra-se em uma atitude que lhe é pouco familiar: o dorso endireitou-se, o peito se elevou, os ombros alargaram-se. Sente-se desamparada: "Mas não se pode viver assim, não sou eu!", ela nos diz. Deixou-se cair durante essa mesma sessão, e em seguida deixou de vir às aulas.

### Caso n.º 4

Uma viúva de 38 anos, mãe de dois filhos, tem o dorso extremamente curvo; quando tenta "manter-se ereta", apenas consegue acentuar a lordose lombar, mas não endireitar o dorso. "Quando criança, era bem ereta. Durante a adolescência sentia-me humilhada por ver crescer meus seios; queria ser um menino. Então, encurvei-me para que eles fossem menos visíveis. Agora, essa causa não mais existe, mas não sei mais endireitar-me!"

Nós trabalhamos para tornar o dorso flexível e sensível, ensinamos a ela como alongar-se: em três meses não apenas sabia manter-se ereta, mas *estava* ereta. Pudemos acompanhá-la durante cinco anos. Manteve seu belo porte e sentia-se muito bem.

### Caso n.º 5

Uma adolescente de doze anos e meio nos é trazida pela mãe. Seu dorso é tão encurvado que o ortopedista prescreveu um colete, mas o médico de família quer tentar nossos métodos.

Tivemos a chance de ganhar imediatamente sua confiança. A mãe foi compreensiva o bastante para nos deixar a sós com a menina. As circunstâncias são bastante favoráveis: ela é inteligente, sensível, e tem humor; promete trabalhar um pouco em casa e mantém a palavra. Ela nos confessa ter tido um medo atroz do pai, um homem de má conduta, que acabou por abandonar a família. Ela fez psicanálise, "e agora não tenho mais medo", nos diz. No entanto, seu dorso se manteve cifosado: atitude do medo. Com duas aulas por semana, em duas semanas ela endireitou-se: o dorso fica ereto, os ombros caem para trás, o peito eleva-se. Ergue a cabeça. "Notei que não mais me apóio no encosto da cadeira durante as aulas, e mamãe diz que me mantenho bem ereta: nem penso mais nisso."

### Caso n.º 6

Uma jovem de dezenove anos e meio vem nos ver enviada por seu médico. Sua perna esquerda é mais curta que a outra 3,5cm: tem uma tripla escoliose, acentuada por gibosidades de costelas. Seus músculos são muito pouco desenvolvidos; dá a impressão de ter dificuldades para manter-se em pé. É muito emotiva e chora facilmente.

Veio regularmente às aulas durante mais de dois anos; ela fortaleceu-se e endireitou-se, alongou-se também, e sua coluna vertebral aproximou-se da vertical. Após um novo exame de controle, o Seguro Social recusou uma nova série de sessões: "Não vejo nenhuma escoliose", teria dito o médico encarregado do exame. Hoje ela é uma jovem bem-desenvolvida, que cumpre bem suas tarefas domésticas e profissionais.

### Caso n.º 7

Uma mulher de 34 anos, com reumatismo, nos é enviada por seu médico. A lordose lombar é muito acentuada; os discos intervertebrais lombares estão comprimidos. Há um início de espondilolistese. Tem fortes dores; os pés são achatados, com freqüência o ciático dói. Não há osteófitos. Não consegue desempenhar suas tarefas profissionais nem domésticas por causa das dores. Fez dois tratamentos termais sem sucesso aparente.

Tentamos alongar e mobilizar a região lombar, aplicamos massagens para descontrair os músculos locais. Ela é bastante regular na freqüência às lições e tenta utilizar em casa o que aprende conosco. Quatro meses mais tarde, conseguiu reeducar os pés e apresentar uma curva lombar menos pronunciada. As dores diminuíram; ela pode enfrentar os trabalhos domésticos e voltou às atividades profissionais. Deixa de vir às aulas. O raio X mostra uma leve diminuição da lordose lombar; o resto permanece inalterado. Seu estado permaneceu inalterado durante dois anos, depois perdemos contato com ela.

## Caso n.º 8

Uma jovenzinha de doze anos vem nos ver com a mãe, porque tem freqüentes dores lombares. Apresenta uma hiperlordose. Uma série de raios X nos mostra uma espondilolistese pronunciada. O médico consultado aconselha um colete e sessões de ginástica médica, sem muita esperança de poder evitar uma cirurgia. Os pés estão achatados e alargados na frente; a musculatura, pouco desenvolvida. Ela vem regularmente às aulas, mas apenas uma vez por semana; os pais não entendem o perigo que a ameaça e insistem sobre a importância do trabalho escolar.

Mesmo assim, um ano mais tarde ela desenvolveu-se bastante bem; não usa mais o colete, não apresenta mais dores lombares. Os raios X mostram que o degrau na quinta lombar persiste, mas visivelmente menor. O médico cumprimentou-nos pelo resultado, raramente obtido em casos de listese. A jovem continua o tratamento, e esperamos poder evitar a cirurgia. O futuro dirá se essa esperança é possível.

## Caso n.º 9

Uma mulher de 48 anos nos procura "para aprender a relaxar". Ela tem uma voz penetrante, fala muito alto, e nos diz, durante os quinze minutos de nossa primeira entrevista, nove vezes: "Sou muito nervosa e não posso dormir!" Uma auto-sugestão negativa.

Começamos uma série de sessões individuais, duas vezes por semana. Após a sexta sessão, ela diz: "Não posso negar que durmo muito melhor". E no entanto seus problemas, bastante reais, a doença incurável de seu marido, persistem. Sua voz baixou vários tons e tornou-se mais doce. Fala mais baixo, e seu rosto perdeu as rugas.

Seu estado geral melhorou a tal ponto que ela reencontrou a coragem de viver. Sabe agora resolver seus problemas cotidianos. Julgou que o objetivo desejado foi atingido e interrompeu as sessões, muito feliz com os resultados obtidos.

## Caso n.º 10

Uma mulher de 62 anos, pequena e forte, sofre de constipação desde a infância. "Lembro-me de tomar laxativos todos os dias desde a idade de doze anos, nunca pude dispensá-los", ela nos diz.

Sua respiração é muito superficial, o movimento do diafragma é quase nulo. Começamos a reeducação. Após quinze dias, ela consegue pela primeira vez evacuar espontaneamente. Seis semanas mais tarde, os intestinos funcionam diariamente. Pudemos acompanhá-la durante três anos, e seu intestino funcionava normalmente. Não tinha mais necessidade de laxantes.

### Caso n.º 11

Uma mulher de 32 anos, esportista, mãe de duas lindas crianças, tem dores muito fortes antes e durante a menstruação há três anos e meio. Seu útero manteve-se em retroversão após o nascimento do último bebê, que tem então quatro anos; o ginecologista diz que o útero está congestionado. Ela tem uma lordose lombar excessiva e o ventre bastante volumoso.

Tentamos melhorar a circulação sanguínea, especialmente descongestionando as pernas e o abdômen. Ela aprende a utilizar posturas que lhe trazem alívio imediato, porque facilitam o retorno do útero à posição normal.

Três meses mais tarde ela nos diz que sofre muito menos. Após dez meses de aulas, não mais apresenta problemas durante a menstruação. A lordose excessiva e o ventre volumoso desapareceram; ela reencontrou seu porte esportivo.

# APÊNDICE I

Até aqui está perfeito. Infelizmente, o dr. J. Faust não nomeia suas fontes nem seus mestres; ele deveria saber que palavras como "crispação", "amolecimento" etc. (*Verkrampfung, Erschlaffung*) foram empregadas pela primeira vez pelo Movimento Alemão de Ginástica, que as criou ao descobrir os fatos correspondentes. Esse movimento, nascido no começo do século, já tem agora uma história, que vamos contar aqui resumidamente para que não caia no esquecimento. Nossas informações foram retiradas de um pequeno livro de Franz Hilker: *A ginástica pura* (*Reine Gymnastik*), e, por outro lado, de informações dadas pelos próprios interessados.

Tudo começou com o francês François Delsarte (1811-1871), o primeiro a interessar-se pela expressão através do movimento. Delsarte era ator e dirigia uma escola de arte dramática. Empreendeu pesquisas para descobrir por que tal movimento seria expressivo e tal outro não. Tinha necessidade desses conhecimentos para seu ensino, cujos resultados não o satisfaziam. Finalmente, inventou um método de ensino no qual o papel principal era dado à relação entre o movimento e a respiração, e que ao mesmo tempo tentava ocupar a imaginação do aluno.

Não conseguindo suscitar em Paris o interesse desejado, emigrou para os Estados Unidos. Lá, foi rapidamente reconhecido e trouxe para o seu trabalho uma jovem, Geneviève Stebbins, a quem pôde dar uma formação completa. Mais tarde, retornou a Paris, ónde morreu em 1871, sozinho e rapidamente esquecido. Infelizmente, todos os seus manuscritos queimaram-se neste mesmo ano.

Mas sua fiel aluna, Geneviève Stebbins, desenvolveu seus ensinamentos de forma tão eficiente que até hoje são a base da educação física americana, tanto nas escolas e faculdades quanto no exército. (Esses detalhes me foram dados por um oficial americano formado em West Point.)

A srta. Stebbins por sua vez formou suas alunas, Besse Mensendieck e H. Kallmeyer, que desenvolveram métodos absolutamente opostos, embora originados dos mesmos ensinamentos.

A sra. Mensendieck, médica, imaginou um sistema racional para fortificar cada músculo ou grupo de músculos através de exercícios repetitivos, em uma base absolutamente intelectual. Em 1907, publicou em Nova York um livro intitulado *Sobre a educação física das mulheres*, o que, nessa época, era uma atitude revolucionária. Obteve grande sucesso; seu livro foi traduzido em várias línguas e lido em toda a Europa. A outra aluna, a sra. Kallmeyer, interessou-se por calistenia e respiração. Desenvolveu um sistema que lhe permitiu ensinar a seus alunos a imitar as posturas das estátuas gregas, acreditando provavelmente que essa prática lhes permitiria tornarem-se tão belos quanto seus modelos. Sua principal aluna foi Elsa Gindler, minha professora.

As sras. Mensendieck e Kallmeyer tiveram ambas grandes escolas e formaram numerosos alunos, que por sua vez ampliaram e complementaram os ensinamentos recebidos, cada um de acordo com suas próprias tendências.

Finalmente, a maioria dos interessados reuniram-se e fundaram em 1925 a Federação Alemã de Ginástica, que incluía todas as escolas de alguma importância. Durante esse tempo, a ginástica dita "livre" tornou-se moda, e jovens começaram a ensiná-la sem previamente haver recebido nenhuma formação suficiente nessa área.

Foi então que a federação passou a exigir uma formação completa para quem quisesse ensinar; instituiu um exame final obrigatório e forneceu aos aprovados diplomas que atestavam sua qualidade de professor — tudo isso com o objetivo de proteger o público contra um diletantismo superficial que poderia ser nocivo, e também de proteger a obra desses homens e mulheres que tanto se empenharam na procura de novas vias para a educação física.

Houve muitas trocas entre as diferentes escolas, trocas de idéias e de professores. O gráfico que se segue dá uma idéia das relações entre todas as escolas.

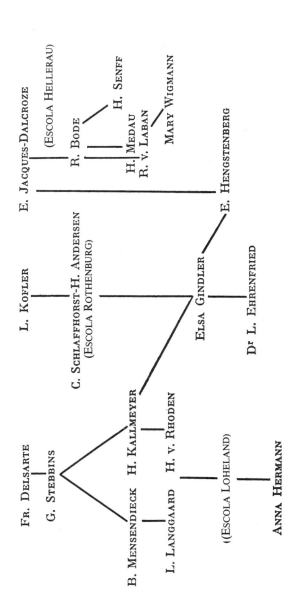

Leo Kofler nasceu em 1837 em Brixen (atual Bressanone), no Tirol, onde seu pai era organista. Possuía uma bela voz "natural" e recebeu de seu pai uma boa formação musical. Seu maior desejo era tornar-se um cantor célebre, mas nunca pôde ser solista porque com freqüência enrouquecia e perdia a voz. Nem os célebres artistas que paravam em casa de seu pai a caminho de Viena, nem numerosos médicos que mais tarde consultou, puderam ajudá-lo a curar-se. Em 1877, foi a Berlim para exames mais especializados, na esperança de encontrar um médico que pudesse aconselhá-lo. Mas tudo foi em vão. Finalmente, emigrou para os Estados Unidos, onde se tornou um bom professor de canto e organista na Igreja de Saint Paul, em Nova York, até que chegou a uma total afonia e caiu doente: diagnosticou-se um começo de tuberculose da laringe. Dirigiu-se ao Hospital Central, especializado em doenças da garganta. Aí conheceu o dr. Withfield Ward, que se interessou pelo seu caso e ensinou-lhe a anatomia da laringe, a fisiologia da voz e a função respiratória, e deu-lhe livros ligados à sua especialidade. Desde então, começou a estudar nos livros de anatomia e de medicina em geral tudo o que se relacionasse com os órgãos fonadores, descobrindo por fim os segredos da respiração natural. A partir daí, conseguiu curar-se sozinho de seus antigos problemas de voz.

Pelo fim do século, publicou um pequeno livro intitulado *A arte da respiração*, que foi traduzido para o alemão por duas mulheres, as sras. Schlaffhorst e Andersen. Uma era professora de canto, e outra, de piano, que por isso devia falar muito: ambas sofriam de problemas crônicos de voz. Foi o médico delas, um laringologista, que lhes recomendou esse livro dizendo-lhes que "aí encontrariam tudo o que deviam saber para curar-se". Elas o estudaram minuciosamente e encontraram a cura por tanto tempo procurada. Resolveram traduzi-lo "em reconhecimento, e para que um maior número de pessoas pudessem dele beneficiar-se", como dizem no prefácio.

Esse livrinho chegou à sua vigésima edição em 1951, e até hoje continua sendo a melhor obra de base no ensino da respiração normal. A maioria das escolas de canto e respiração aplicam seu método, sem no entanto se referirem à fonte.

O australiano F. Mathias Alexander começou suas pesquisas, como Delsarte, na condição de ator e diretor de uma escola de arte dramática.

Como era obrigado a falar horas durante seu trabalho diário, tinha freqüentemente problemas de voz, rouquidão ou afonia, como Kofler. Não conseguindo a ajuda necessária junto aos médicos que pôde consultar, procurou descobrir sozinho a causa de seus sofrimentos. Observou que sua rouquidão aparecia sempre após jornadas muito longas de trabalho, nas quais era obrigado a falar durante horas. Descobriu finalmente que a posição da cabeça (a postura da cabeça) era de importância capital para o bom funcionamento da voz. Isso é exato, como pude verificar através de numerosas experiências pessoais. Mas ele desenvolveu sua descoberta a ponto de fazer dela o eixo de um sistema completo de educação física, e, não tendo nenhum conhecimento médico, anatômico ou fisiológico, superestimou o que descobriu. Se pôs a ensinar que uma postura correta da cabeça era a solução para curar tudo — até cleptomania! —, o que naturalmente é um erro. Nós o mencionamos juntamente com Delsarte e Kofler porque encontramos na vida e na obra desses três homens paralelismos interessantes. Nenhum deles era médico, nenhum era ginasta de profissão; foram levados às suas descobertas através de dificuldades encontradas em seu trabalho profissional em áreas absolutamente diversas; todos eles eram pesquisadores solitários e separadamente chegaram a conclusões quase idênticas em áreas diferentes.

Dos ensinamentos de Delsarte e Kofler (Alexander nasceu bem mais tarde) foram tirados elementos fundamentais, a partir dos quais se desenvolveu a ginástica alemã. A ginástica sueca (Per Lingg) e o método alemão fundado por L. Jahn em 1811, por necessidades militares de defesa contra Napoleão I (*Deutsches Turnen*), foram desde a origem considerados aberrações pelo Movimento de Ginástica Alemã (*Deutsche Gymnastik-Bewegung*).

Émile Jacques-Dalcroze, músico suíço de Genebra, desenvolveu um método de educação baseado no movimento rítmico acompanhado de música; é excelente na formação de músicos, mas pouco eficaz para o desenvolvimento harmonioso do corpo em todas as suas partes.

Elsa Gindler, em Berlim, foi a primeira a entender que os exercícios executados de forma mecânica nunca produzem modificações definitivas. Foi a partir dessa experiência que desenvolveu seu ensino. A autora dessas páginas deve a ela o melhor de seus conhecimentos.

Franz Hilker, em seu pequeno livro mencionado anteriormente, nomeia e descreve todos esses métodos — e ainda outros — com muitos detalhes. Juntas, essas escolas contribuíram para o esclarecimento da questão de como influenciar de forma duradoura o corpo humano e designar os métodos que não davam esperanças de conseguilo. Infelizmente, nenhum dos fundadores dessas escolas deixou escritos, com exceção de Mensendiek, Jacques-Dalcroze e Bode. O trabalho prático e as pesquisas absorveram suas forças até o limite do possível. Não lhes restou tempo para exprimir por escrito suas experiências e resultados.

Elsa Gindler chegou a empreender a tarefa de descrever sua obra; para isso, colecionou material, sobretudo fotos, ao longo de toda a sua vida. Esse manuscrito, que tivemos sob os olhos, estava pronto para ser impresso quando foi queimado até a última folha durante o bombardeio de Berlim. A sra. Gindler estava então muito doente e idosa para reconstituí-lo. Morreu em 1961.

Para preencher essa lacuna na história da reeducação física, tentamos aqui retratar sua origem.

# APÊNDICE II

Hoje em dia todos acham natural que muita gente seja "tensa", "crispada". Já há alguns anos ouvimos falar de uma nova doença, o *stress* (muita tensão psíquica e física). A expressão "tensão extrema", "crispação" (*Verkrampfung*), foi inicialmente empregada na ginástica alemã para designar pessoas que inconscientemente desperdiçam suas forças físicas e psíquicas — isso é, mobilizam forças demais para um trabalho que tenham diante de si.

# APÊNDICE III

Visto que nenhum "exercício de ginástica", por mais engenhoso que seja, pode tocar o fundo da personalidade, onde habitam as causas irracionais que decidem sobre o estabelecimento de nossos comandos nervosos e nosso comportamento, queremos falar a respeito do subconsciente.

Na aurora da medicina moderna, os gregos antigos estavam perfeitamente a par da interdependência entre corpo e alma, assim como da importância desse fato para a cura de todo tipo de doença. O estado de calma e confiança absoluta, indispensável para permitir uma cura, era necessariamente produto de suas práticas do "sono que cura". Como os médicos dessa época eram os sacerdotes dos templos, deixavam os doentes adormecerem no interior de alguns templos.

Nossa versão moderna desses procedimentos é a hibernação, cura de sono através do frio, equivalente ao sono de inverno de algumas espécies animais. Diga-se de passagem que a sonoterapia através de doses maciças de soníferos é uma caricatura daquele procedimento. É nociva e pouco eficaz.

A verdadeira sonoterapia age no aspecto "puramente corporal" — se isso realmente existe. Efeitos semelhantes são obtidos através dos procedimentos de certos médicos, que rezam junto com os clientes (isto é, agem como padres), encarando a doença como a manifestação de um pecado (de uma falta).

# BIBLIOGRAFIA

*I — Fisiologia, morfologia, ginástica.*

I. Pavlov — *Les réflexes conditionnels.* Paris, Alcan, 1927.
L. Corman — *Le diagnostic du tempérament par la morphologie.* Paris, A. Legrand, 1947.
A. de Sambucy — *Manuel de gymnastique corrective et traitement respiratoire.* Paris, A. Legrand, 1939.
M. Boigey — *Manuel d'éducation physique.* Paris, Masson, 1939.
F. M. Alexander — *Man's supreme inheritance.* Londres, Chaterson, 1910.
_____ *Constructive conscious control of the individual.* Bexley, Kent, Integral Press, 1923.
_____ *The use of the self.* Bexley, Kent, Integral Press, 1932.
_____ *The universal constant in living.* Londres, Chaterson, 1942.

*II — Obstetrícia, ginecologia*

G. D. Read — *L'accouchement sans douleurs.* Paris, Colbert, 1955.
H. Martius — *Die Kreuzschmerzen der Frau.* Stuttgart, G. Thieme, 1953.
Kohlrausch-Leube — *Gymnastische Frauen-Behandlung.* Stuttgart, G. Fischer, 1947.

*III — Massagem e fisioterapia*

G. Gomolitzky — *Précis de massage et de gymnastique.* 6º ed. Paris, Maloine, 1947.
G. Hauffe — *Die Physikaliscke Therapie des Praktischen Arztes.* Berlim, Urban & Schwarzenberg, 1926.

Élisabeth Dicke — *Meine Bindegewebs-Massage.* Stuttgart, Hippokrates, 1954.

J. von Puttkamer — *Organ-Beeinflussung durch Massage.* 4º ed. Ulm, Haug, 1953.

## IV — *Respiração*

Leo Kofler — *Die Kunst des Atmens.* Kassel e Bâle, Bärenreiter-Verlag, 1950.

L. G. Tirala — *Heil-Atmung.* 17º ed. Frankfurt, Umschau-Verlag, 1953.

L. Hofbauer — *Atmungs-Pathologie und Therapie.* Berlim e Viena, J. Springer, 1921.

L. Ehrenfried — *L' éducation respiratoire en colonie de vacances.* Paris, Revista CEMEA, nº 24, 1948.

———— *Jeux d'équilibre et de jonglage à la colonie de vacances.* Paris, Revista CEMEA, nº 25, 1948.

## V — *Psicologia, psicanálise*

S. Freud — *Introduction à la psychanalyse.* Paris, Payot, 1951.

———— *Psychopathologie de la vie quotidienne.* Paris, Payot, 1953.

Otto Fenighel — *Théorie psychanalytique des névroses.* Paris, Presses Universitaires, 1955.

J. H. Schultz — *Das Autogene Training.* 6º ed. Stuttgart, Thieme, 1950.

Franz Alexander — *Psychosomatische Medizin.* Berlim, W. de Gruyter, 1951.

Helen Flanders Dunbar — *Emotions and bodily changes.* 3º ed. Columbia University Press, 1947.

## VI — *A arte de viver; outros*

H. von Kleist — *Ueber das Marionetten-Theater. OEuvres.*

Dr Jackson — *Nie mehr krank sein.* 13º ed. Zurique, Albert Müller, 1955.

Aldous Huxley — *L'art de voir.* Paris, Payot, 1953.

J. Faust — *Aktive Entspannungs-Behandlung.* Stuttgart, 4º ed. Hippokrates, 1949.

L. Ehrenfried — *Savons-nous reposer?* Paris, Revista CEMEA, nº 27, 1948.

———— *La relaxation.* Revista *Hommes et Techniques*, 1954.

- - - - - - - - - - dobre aqui - - - - - - - - - - - -

ISR 40-2146/83
UP AC CENTRAL
DR/São Paulo

## CARTA RESPOSTA
## NÃO É NECESSÁRIO SELAR

O selo será pago por

**summus** *editorial*

05999-999 São Paulo-SP

- - - - - - - - - - dobre aqui - - - - - - - - - - - -

Da educação do corpo ao equilíbrio do espírito

## summus editorial

## CADASTRO PARA MALA-DIRETA

**Recorte ou reproduza esta ficha de cadastro, envie completamente preenchida por correio ou fax, e receba informações atualizadas sobre nossos livros.**

Nome: _____  Empresa: _____

Endereço: ☐ Res. ☐ Coml. _____  Bairro: _____

CEP: _____ - _____  Cidade: _____  Estado: _____  Tel.: ( ) _____

Fax: ( ) _____  E-mail: _____  Data de nascimento: _____

Profissão: _____  Professor? ☐ Sim ☐ Não  Disciplina: _____

**1. Você compra livros:**

☐ Livrarias ☐ Feiras
☐ Telefone ☐ Correios
☐ Internet ☐ Outros. Especificar: _____

**2. Onde você comprou este livro?** _____

**3. Você busca informações para adquirir livros:**

☐ Jornais ☐ Amigos
☐ Revistas ☐ Internet
☐ Professores ☐ Outros. Especificar: _____

**4. Áreas de interesse:**

☐ Educação ☐ Administração, RH
☐ Psicologia ☐ Comunicação
☐ Corpo, Movimento, Saúde ☐ Literatura, Poesia, Ensaios
☐ Comportamento ☐ Viagens, *Hobby*, Lazer
☐ PNL (Programação Neurolingüística)

**5. Nestas áreas, alguma sugestão para novos títulos?** _____

**6. Gostaria de receber o catálogo da editora?** ☐ Sim ☐ Não

**7. Gostaria de receber o Informativo Summus?** ☐ Sim ☐ Não

**Indique um amigo que gostaria de receber a nossa mala-direta**

Nome: _____  Empresa: _____

Endereço: ☐ Res. ☐ Coml. _____  Bairro: _____

CEP: _____ - _____  Cidade: _____  Estado: _____  Tel.: ( ) _____

Fax: ( ) _____  E-mail: _____  Data de nascimento: _____

Profissão: _____  Professor? ☐ Sim ☐ Não  Disciplina: _____

**summus editorial**

Rua Itapicuru, 613 – 7º andar  05006-000  São Paulo - SP  Brasil  Tel.: (11) 3872 3322  Fax (11) 3872 7476
Internet: http://www.summus.com.br  e-mail: summus@summus.com.br

cole aqui